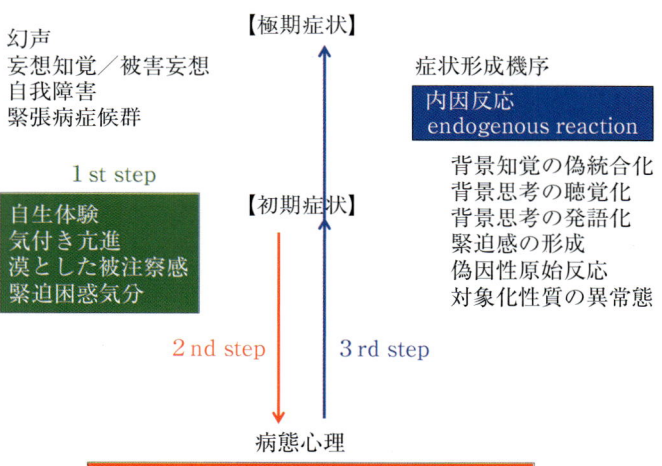

統合失調症の病態心理にアプローチするにあたって
中安が採用したストラテジー（精神病理学的論証）と
その結果

【極期症状】

幻声
妄想知覚／被害妄想
自我障害
緊張病症候群

症状形成機序

内因反応
endogenous reaction

1st step

自生体験
気付き亢進
漠とした被注察感
緊迫困惑気分

背景知覚の偽統合化
背景思考の聴覚化
背景思考の発語化
緊迫感の形成
偽因性原始反応
対象化性質の異常態

【初期症状】

2nd step　　3rd step

病態心理

状況意味失認 situational meaning agnosia

スライド４（カラー版）

状況意味失認–内因反応仮説に基づく統合失調症症状系統樹（2013）

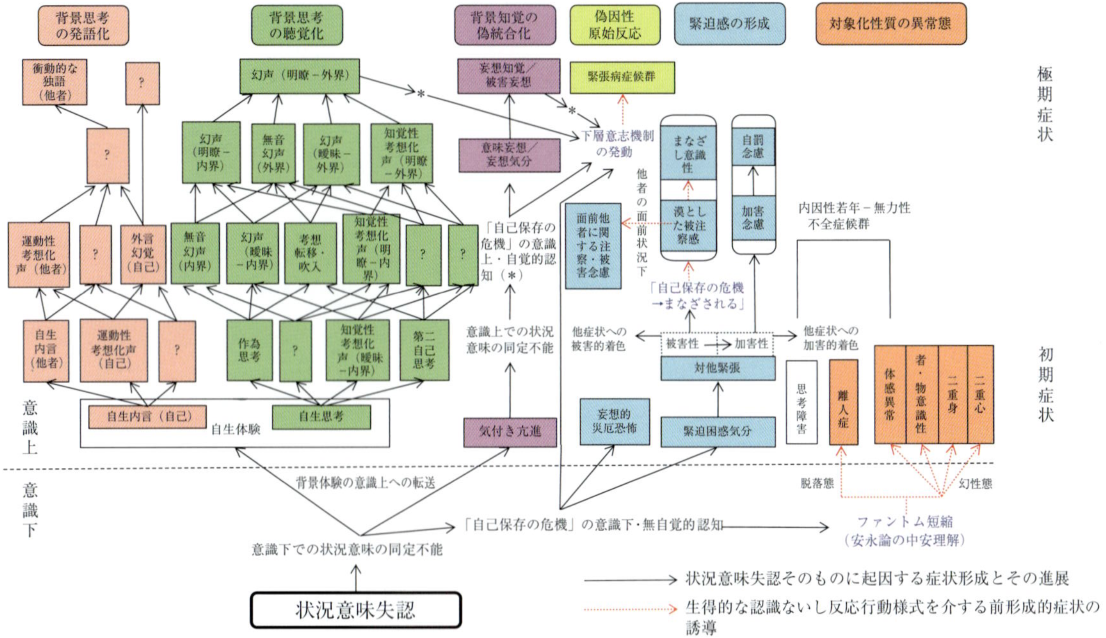

スライド66（カラー版）

統合失調症の病態心理
要説：状況意味失認−内因反応仮説

中安信夫

星和書店

Seiwa Shoten Publishers

2-5 Kamitakaido 1-Chome
Suginamiku Tokyo 168-0074, Japan

Pathopsychology of Schizophrenia

Synopsis of
the Situational Meaning Agnosia – Endogenous Reaction Hypothesis

by
Nobuo Nakayasu, M.D.

© 2013 by Seiwa Shoten Publishers

序

　脳から心への「転向」。そう題したエッセーをかつて綴ったことがある（日本精神病理学会ニュース・レター第6号、1992）。それは、それまで志向していた生物学的精神医学から精神病理学へ転じて間もない頃のことで、カギ括弧を付して「転向」と書いたのは、研究の場を精神病理学に移したのはあくまでも統合失調症の病態生理追究のための仮説を求めてのことであって、賭けるに値する仮説が得られれば、いずれ生物学的精神医学に戻ろうと考えていたからである。精神病理学へ転じてはや30年近く、また上記のエッセーを綴ってからも20年以上が経過し、もはや戻るに戻れない歳となってしまったが、それは統合失調症の精神病理そのものが研究者としての全生涯を賭けるに相応しいほどの難物であったからである。難物との思いは今も変わりはないが、しかし精神病理学へと転じた所期の目的であった、自分なりの「統合失調症の病態生理追究のための仮説」は30年近くを経て今ようようにして得られた思いがしている。

　そのような思いを抱いていた最中、昨秋そして今年の年初と続けて2回、自説を講演する機会が与えられた（2012.11.10：第12回精神疾患と認知機能研究会、2013.2.9：第9回統合失調症研究会）。聴衆がかつての自分を想い起こさせる若手の生物

学的精神医学研究者とあって勢い込んで自説を紹介したが、それが終わったのち、これを機に、講演時間の関係もあって話せなかった部分も追加して、自説を一書にして公表しておきたいという思いがつのってきた。長年にわたって自著の刊行でお世話になってきた星和書店の石澤雄司社長にその旨を伝え、また講演原稿ならびにスライドをお見せしたところ、快諾のご返事とともに、「ご講演のお原稿とあって今までのご論文よりは私あたりにも理解できる部分が多くあり、大変楽しく読ませていただきました」との感想が寄せられた。わかりやすく、楽しいと感じられたのは「ご講演のお原稿とあって」であろうが、それは講演であるだけに、耳で聞いてもすぐにわかるように1つ1つの文章を簡潔にし、目で見てもわかるようにスライドを多用し、なによりも論旨が明快になるよう細部に立ち入らず要点のみを連ねる論述を心掛けたがゆえであろう。

　振り返ればはるか46年前のこと、郷里の県立高校3年生であった時の、あるエピソードが今も心に残っている。それは、毅然とした風貌と格調高い授業で大人の風格を感じさせていたある国語教師が、ご自身が担任をされていたクラスで、学年トップを競っていたU君と筆者とを取り上げて「Uの○○、中安の執念」（残念ながら○○は忘れてしまった）と評されたことである。「君たちも見習え！」という文脈で仰しゃったとのことであったが、'それにしても「執念」とはなあ'がその言葉を伝え聞いた時の偽らざる感想であった。それというのも、当時の筆者には、「執念」と聞いては「執念深い」の言葉しか思

い浮かばず、ガリ勉ぶりをちょっと揶揄されたような気がしたからである。今になって思えば、その教師の仰しゃった「執念」とは文字通りの「執着する心」であり、筆者を見抜いておいでだったのだろう。というのは、何ごとにも熱しやすく冷めやすい心の中にあって、精神科医となってこのかた、ある1つのことだけはいつまでも冷めることなく、執着する心、執念を筆者が抱き続けているからである。その「ある1つのこと」とは統合失調症の病態追究への関心である。

とまれ、その執念の行き着いたところを『統合失調症の病態心理―要説：状況意味失認-内因反応仮説―』と題し、講演スタイルで記した一書を刊行することにした。なお、かつて『体験を聴く・症候を読む・病態を解く―精神症候学の方法についての覚書』（星和書店、2008）という小著で、表舞台である個々の原論文作成の楽屋裏を論じたが、本書は表舞台の総決算であり、楽屋裏を明かした上記の書と一対のものである。併せお読みいただければ幸いである。

2013年3月

中安信夫

目　次

序　iii

1. 病態心理の概念と統合失調症の病態追究におけるその位置づけ　5

2. 状況意味失認-内因反応仮説：概説
   ―〈背景知覚の偽統合化〉論に基づいて―　13
   1) 1st step：初期症状の同定　17
   2) 2nd step：状況意味失認　39
   3) 3rd step：内因反応　59

3. 他の症状形成機序に対する状況意味失認-内因反応仮説の適用　69
   1) 背景思考の聴覚化　69
   2) 背景思考の発語化　107
   3) 緊迫感の形成　135
   4) 偽因性原始反応　163
   5) 対象化性質の異常態　175

4. 統合失調症の症状形成過程：〈統合失調症症状系統樹〉の到達点　239

本日は「統合失調症の病態心理─要説：状況意味失認-内因反応仮説─」と題しまして、私がこの30年近くにわたって追究してまいりました、統合失調症の病理発生と症状形成に関する臨床的ないし精神病理学的自説を紹介いたします。

発表目次

1. 病態心理の概念と統合失調症の病態追究におけるその位置づけ

2. 状況意味失認−内因反応仮説：概説
   　―〈背景知覚の偽統合化〉論に基づいて―
   　1）1st step：初期症状の同定
   　2）2nd step：状況意味失認
   　3）3rd step：内因反応

3. 他の症状形成機序に対する状況意味失認−内因反応仮説の適用
   　1）背景思考の聴覚化
   　2）背景思考の発語化
   　3）緊迫感の形成
   　4）偽因性原始反応
   　5）対象化性質の異常態

4. 統合失調症の症状形成過程：〈統合失調症症状系統樹〉の到達点

スライド 1

スライド 1

　このスライド1は、これから私がお話しする内容を示しています。まず第1としてタイトルにあります病態心理 pathopsychology という用語の概念を解説し、併せて統合失調症の病態追究におけるその位置づけをお話しいたします。次いで第2として統合失調症の病理発生と症状形成に関する自説である状況意味失認‐内因反応仮説 situational meaning agnosia‐endogenous reaction hypothesis のエッセンスを概説いたしますが、これをこの仮説を最初に呈示した〈背景知覚の偽統合化〉論を取り上げ、そしてその仮説形成のストラテジーを、1st step としての初期症状の同定、2nd step としての状況意味失認、3rd step としての内因反応の3段階に分けてお話しいたします。第3は他の症状形成機序に対する状況意味失認‐内因反応仮説の適用で、これについては〈背景思考の聴覚化〉、〈背景思考の発語化〉、〈緊迫感の形成〉、〈偽因性原始反応〉、〈対象化性質の異常態〉の5種を順次お話しします。そして最後、第4に統合失調症の症状形成過程を私は〈統合失調症症状系統樹〉と呼んで図示していますが、その〈統合失調症症状系統樹〉の到達点をお示しします。

病態心理とは何か?

個々の精神症候、一定のまとまりのある精神症候群、究極的にはある特定の疾患で出現するすべての精神症候の形成を説明する心理学的機序

精神病理学 psychopathology は精神疾患の病態心理 pathopsychology の究明を本務とする

vs.

生物学的精神医学 biological psychiatry は精神疾患の病態生理 pathophysiology の究明を本務とする

スライド 2

1
病態心理の概念と統合失調症の病態追究におけるその位置づけ

スライド2

　まず病態心理とは何か？　病態心理の英語表記であるpathopsychologyは精神病理学の英語表記であるpsychopathologyをひっくり返した語呂合わせのように聞こえるかもしれません。またSchneider, K. があの有名な"Klinische Psychopathologie"（邦訳：臨床精神病理学）の初版を1946年に刊行する15年前の1931年に、その前身ともいうべき"Pathopsychologie im Grundriβ"（邦訳：病態心理学序説）という著作を発表しており、そこで既にPathopsychologieという用語が「異常な心的生活についての学問」というように精神病理学という用語と同等の意味で用いられていますが、ここでの私の用い方はそういう、精神病理学と同じ意味合いでの用い方ではなく、より限定的な用い方です。それというのも、私はこの用語を生物学的精神医学がその究明を本務とする病態生理pathophysiologyに倣って使用しており、スライド2に示しましたように、それは「個々の精神症候、一定のまとまりのある精神症候群、究極的にはある特定の疾患で出現するすべての精神症候の形成を説明する心理学的機序」、言うならば心理学的レベルでの病理発生と症状形成の

病態心理とは何か?

　個々の精神症候、一定のまとまりのある精神症候群、究極的にはある特定の疾患で出現するすべての精神症候の形成を説明する心理学的機序

精神病理学 psychopathology は精神疾患の病態心理 pathopsychology の究明を本務とする
vs.
生物学的精神医学 biological psychiatry は精神疾患の病態生理 pathophysiology の究明を本務とする

スライド 2

機序をさして使っているからです。そして私はこの病態心理の究明こそが精神病理学の本務であると考えています。

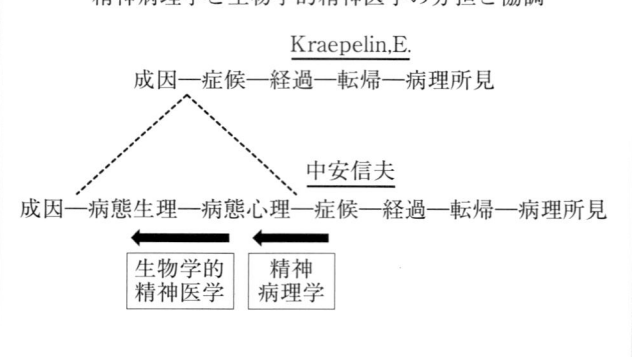

Kraepelin,E. による疾患単位の概念に対する中安の修正と
統合失調症の解明に向けての
精神病理学と生物学的精神医学の分担と協調

<u>Kraepelin,E.</u>
成因―症候―経過―転帰―病理所見

<u>中安信夫</u>
成因―病態生理―病態心理―症候―経過―転帰―病理所見

| 生物学的 | 精神 |
| 精神医学 | 病理学 |

スライド３

スライド3

　次いで、統合失調症の病態追究における、その病態心理の位置づけをお示しします。スライド3には「Kraepelin, E. による疾患単位の概念に対する中安の修正と統合失調症の解明に向けての精神病理学と生物学的精神医学の分担と協調」をお示ししました。図示しましたように、Kraepelinが進行麻痺をモデルとして成因―症候―経過―転帰―病理所見を5要件とする疾患単位Krankheitseinheitの概念を提唱したことは周知のことですが、私はこれに対して統合失調症を初めとする身体因性精神病に関しては成因と症候の間に病態生理ならびに病態心理を入れる必要があると考えています。と申しますのは、一般的にいっても成因が直接的に症候を形成するものではなく、また統合失調症は脳病、すなわち脳という臓器の障害に基づく身体疾患ですから、当然のことながら他の身体疾患と同様に病態生理が考えられなければなりません。しかし、それだけでいいかと言えば、これでも不足です。それというのも、統合失調症は精神機能、心の異常を呈するわけですから、病態生理が即、精神症状を形成するものではなく、その病態生理に応じて病態心理が形成され、その病態心理が精神症状として顕現すると思われるからです。ここにおいて、精神病理学は症候から病態心理を究明するものであり、生物学的精神医学はその究明された病態心理から病態生理を究明するものである、すなわち両者は精神疾患の病態追究にあたって相対立するものではなく、その役割を分担し、協調していくものと考えられます。そして私が行ってきましたことは、症候から病態心理に接近することでした。

関連自著文献

中安信夫:序論 心的体験、精神症候、病態心理.中安信夫:体験を聴く・症候を読む・病態を解く―精神症候学の方法についての覚書.p.1-24, 星和書店, 東京, 2008.

中安信夫:精神病理学は精神疾患の脳科学研究の片翼を担うものである.臨床精神医学 39:993-1002, 2010.

中安信夫:意識下・自動的認知機構における状況意味認知の可逆的易傷性―病態心理レベルでみた統合失調症の内因.臨床精神医学 40:1021-1030, 2011.

統合失調症の病態心理にアプローチするにあたって中安が採用したストラテジー(精神病理学的論証)とその結果

【極期症状】

幻声
妄想知覚／被害妄想
自我障害
緊張病症候群

症状形成機序

内因反応
endogenous reaction

背景知覚の偽統合化
背景思考の聴覚化
背景思考の発語化
緊迫感の形成
偽因性原始反応
対象化性質の異常態

1 st step

【初期症状】

自生体験
気付き亢進
漠とした被注察感
緊迫困惑気分

2 nd step 3 rd step

病態心理

状況意味失認 situational meaning agnosia

スライド 4

2

状況意味失認-内因反応仮説：概説
―〈背景知覚の偽統合化〉論に基づいて―

スライド4

　スライド4には「統合失調症の病態心理にアプローチするにあたって中安が採用したストラテジー（精神病理学的論証）とその結果」が示してあります。スライドには3つのステップから成るストラテジーと、理解の便を図るために既にその結果を示していますが、1st stepは初期症状の同定です。結果では私が当初提出いたしました「初期統合失調症の特異的4主徴」、すなわち自生体験、気付き亢進、漠とした被注察感、緊迫困惑気分が示してあります。2nd stepは同定された初期症状からいかなる病態心理が考えられるかの考察ですが、ここで重要なことは想定された病態心理は初期症状のすべてを、少なくとも特異的4主徴のすべての形成を説明するものでなければならないということで、私はここで結果として状況意味失認situational meaning agnosiaという病態心理概念を提出いたしました。3rd stepは想定された病態心理である状況意味失認からいかにして初期症状のみならず、幻声、妄想知覚／被害妄想、自我障害、緊張病症候群等の極期症状が形成されるのかという症状形成機序の考察で、ここで重要なことは状況意味失認は初期症状

統合失調症の病態心理にアプローチするにあたって
中安が採用したストラテジー(精神病理学的論証)と
その結果

【極期症状】

幻声
妄想知覚／被害妄想
自我障害
緊張病症候群

症状形成機序

内因反応
endogenous reaction

背景知覚の偽統合化
背景思考の聴覚化
背景思考の発語化
緊迫感の形成
偽因性原始反応
対象化性質の異常態

1 st step

【初期症状】

自生体験
気付き亢進
漠とした被注察感
緊迫困惑気分

2 nd step　　3 rd step

病態心理

状況意味失認 situational meaning agnosia

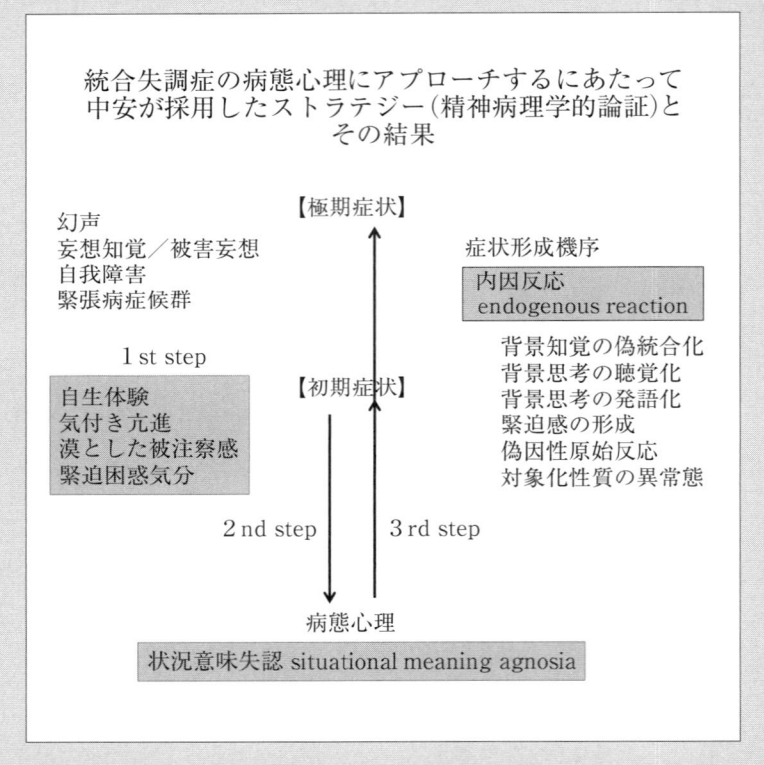

スライド 4

2. 状況意味失認-内因反応仮説：概説―〈背景知覚の偽統合化〉論に基づいて―

から想定されたのですから、それが初期症状の形成を説明するのはいわば循環論法でして当然のことなのですが、矢印の線を初期症状のところで切らないでそのまま極期症状まで伸ばしていることによって示しましたように、初期症状の形成のさらなる進展として極期症状が形成されるのか、その説明が十全に行い得るか否かがここでの要点でして、私はここで、結果として〈背景知覚の偽統合化〉、〈背景思考の聴覚化〉、〈背景思考の発語化〉、〈緊迫感の形成〉、〈偽因性原始反応〉、〈対象化性質の異常態〉の6種をあげ、総じてそれらを内因反応 endogenous reactionと称しました。ここに内因反応の「内因」とは状況意味失認をさしますが、後で詳しく述べますように、それは意識下・自動的認知機構の失調によってもたらされるものであって、その失調のし易さ、すなわち易傷性vulnerabilityが遺伝的に規定されているであろうと考えて内因という用語を用いました。また、「反応」とは心因反応でいうところの心理的反応、すなわち心理力動psychodynamicsではなく、Bonhoeffer, K. の言う外因反応型exogene Reaktionstypenでいうところの反応、すなわち脳の応答、いうならば脳力動cerebrodynamicsをさしています。

急性-再発型統合失調症のシューブおよび経過の模式図と初期統合失調症

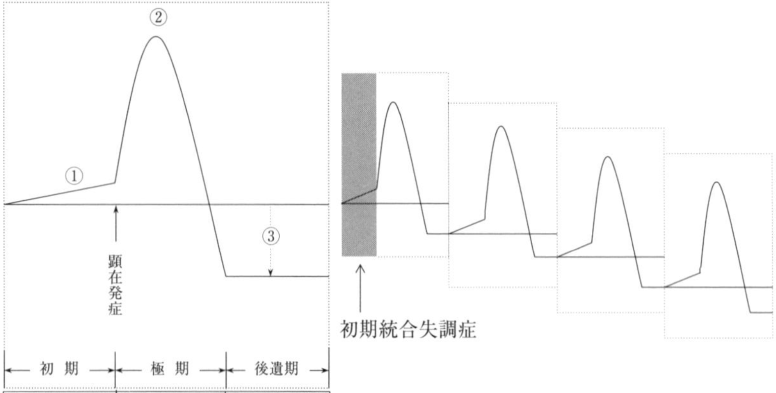

初期	極期	後退期
①初期症状	②極期症状	③後遺(期)症状
自生体験 気付き亢進 漠とした被注察感 緊迫困惑気分	幻声 妄想知覚・被害妄想 自我障害 緊張病性興奮	感情鈍麻 意欲減退 思考弛緩

← 初期統合失調症

左：水平基準線は個々のシューブ（初回シューブでは病前）の状態を示す。基準線より上方はいわゆる陽性症状の発現を、また基準線より下方は陰性症状の発現を示す。

右：急性-再発型統合失調症の経過は個々のシューブの連続と理解され、シューブを経るごとに基準線は低下していく。シューブごとに初期症状が出現するが、初回シューブの初期（灰色部分）のみを初期統合失調症と呼ぶ。

スライド 5

1) 1st step：初期症状の同定

スライド5

　私の初期統合失調症研究の事始めは、統合失調症の確実な初期診断を求めての特異的初期症状の探索から始まりました。そして後に、この初期段階には特異的症状があるほかにその他いくつかの臨床的指標があることをもって、この初期段階を疾患単位 disease entity としては統合失調症に含まれるものの1つの臨床単位 clinical entity と看做した方がいい、譬えていえば癌における早期癌の位置づけでして、この段階を初期統合失調症 early schizophrenia として提唱したわけです。このスライド5の灰色部分が初期統合失調症ですが、それは旧来の妄想型ないし緊張型に相当する急性-再発型統合失調症の臨床経過上の「初回シュープの初期」をさしています。

初期統合失調症の特異的4主徴

1. 自生体験
   - 自生思考
   - 自生視覚表象
   - 自生記憶想起
   - 自生内言
   - 白昼夢

2. 気付き亢進
   - 聴覚性気付き亢進
   - 視覚性気付き亢進
   - 身体感覚性気付き亢進

3. 漠とした被注察感

4. 緊迫困惑気分

スライド6

スライド6

それでは具体的な初期症状の話に入りますが、スライド6には統合失調症の確実な初期診断を求めて、私が研究の当初において呈示いたしました「初期統合失調症の特異的4主徴」をお示しいたしました。一々の症状の解説は省略いたしますが、大きくは4種のカテゴリー、細かくは10種の症状が掲げてあります。

初期統合失調症症状（30種）

No. 1 自生思考＊
No. 2 自生視覚表象
No. 3 自生記憶想起＊
No. 4 自生内言ないし考想化声
No. 5 自生空想表象＊
No. 6 聴覚性気付き亢進＊
No. 7 視覚性気付き亢進
No. 8 固有感覚性気付き亢進
No. 9 漠とした被注察感ないし実体的意識性＊
No.10 緊迫困惑気分／対他緊張＊
No.11 聴覚の強度増大ないし質的変容
No.12 要素幻聴
No.13 呼名幻声
No.14 自生音楽表象(音楽性幻聴)＊
No.15 視覚の強度増大ないし質的変容
No.16 要素幻視
No.17 非実在と判断される複雑幻視ないし会話幻聴
No.18 味覚・嗅覚の変化
No.19 皮膚異常感覚
No.20 身体動揺・浮遊感
No.21 体感異常
No.22 二重心ないし二重身
No.23 体外離脱体験
No.24 離人症
No.25 現実感喪失
No.26 即時理解ないし即時判断の障害＊
No.27 即時記憶の障害＊
No.28 心的空白体験
No.29 アンヘドニア
No.30 面前他者に関する注察・被害念慮＊

点線内：初期統合失調症の特異的4主徴（10種）
＊：診断に有用な高頻度初期統合失調症状（10種）

スライド7

スライド7

　先にお示ししました「初期統合失調症の特異的4主徴」は確実な初期診断を求めて特異的ないし疾病特徴的と考えられた症状に限定して提出したのですが、ともするとこの10種のみが初期症状であると受け取られる向きがありまして、私は後に、特異―非特異を問わずスライド7にある30種の症状を初期症状であると再同定いたしました。点線で囲みましたNo.1～10が先の4主徴、10種の症状ですし、＊で示しました10種の症状は私と同僚の関由賀子、針間博彦の自験102症例の検討で1／3以上の症例に認められた「診断に有用な高頻度初期統合失調症症状」です。

初期統合失調症とその関連病態：症状対応表（その1）

中安信夫 (1990)	de Clérambault, G. (1920)	McGhie, A. & Chapman, J. (1961)	Huber, G. ら (1966, 1987)	中井久夫 (1974)
初期統合失調症	小精神自動症	初期統合失調症	基底症状	いつわりの静穏期
1 自生思考	純粋に観念的現象：マンチスム、抽象解放、抽象直観、抽象一次性および二次性注意散漫（一部）	思考の障害	思考干渉 思考促迫、思考疾駆	思路の無限延長、無限分岐、彷徨／視空間化された思路の枝細工 頭の中の騒がしさ（ざわめき）／聴空間化された観念の自由連想のひしめき合う／ざわめき
2 自生視覚表象				? 超限的記憶力増大感
3 自生記憶想起			聴覚性知覚の変容	遠い過去の表象の接近
4 自生内言ないし考想化声				内的言語の超限的増大
5 自生空想表象				
6 聴覚性気付き亢進		注意の障害	思考干渉 音過敏、要素幻聴 感覚性過覚醒	聴覚過敏（ことに、些細かつ警戒性的な音、かすかな会話の断片や語調に対して）
7 視覚性気付き亢進		注意の障害	思考干渉 感覚性過覚醒	
8 固有感覚性気付き亢進		動作と身体認知の変化（一部）		
9 漠とした被注察感ないし実体的意識性				? 遠い過去の表象の接近
10 緊迫困惑気分／対他緊張				

スライド 8

スライド 8

　これから3枚のスライドをお見せしますが、私の言っている30種の初期統合失調症症状とこの領域における代表的な先行研究である de Clérambault, G. の小精神自動症 petit automatisme mental、McGhie, A. & Chapman, J. の初期統合失調症 early schizophrenia、Huber, G. らの基底症状 Basissymptome、そして中井久夫先生の「いつわりの静穏期」の症状との対応関係を示します。私の初期統合失調症研究はイギリスの McGhie & Chapman が1961年、Brit J Med Psychol に発表しました "Disorders of attention and perception in early schizophrenia"（邦訳：初期統合失調症における注意と知覚の障害）論文に導かれて行ったもので、それとの対応関係があるのは当然のことですが、私がある時点まで知ることのなかった de Clérambault、Huber ら、および中井先生の研究、ことに Huber らの研究とは相当の対応関係があったのは自分でも驚きでした。このスライド8は症状 No. の1〜10の対応関係を示しています。

初期統合失調症とその関連病態：症状対応表（その2）

中安信夫 (1990)	de Clérambault, G. (1920)	McGhie, A. & Chapman, J. (1961)	Huber, G. ら (1966, 1987)	中井久夫 (1974)
初期統合失調症	小精神自動症	初期統合失調症	基底症状	いつわりの静穏期
11 聴覚の強度増大ないし質的変容		感覚の質の変化	音過敏、要素幻聴 聴覚性知覚の変容	知覚過敏／図式空間への注意の欠落（一部）
12 要素幻聴				思路の無限延長、無限分岐、仮の／視空間化された思路の枝細工（一部） 頭の中の騒がしさ（ざわめき）／聴空間化された観念の自由結合のひしめき合うざわめき（一部）
13 呼名幻声	呼名			
14 自生音楽表象（音楽性幻聴）			音過敏、要素幻聴	
15 視覚の強度増大ないし質的変容		感覚の質の変化	光過敏、ある視覚刺激に対する過敏、光視症 知覚の細部への固着（呪縛）	知覚過敏／図式空間への注意の欠落（一部）
16 要素幻視			光過敏、ある視覚刺激に対する過敏、光視症	
17 非実在と判断される複雑幻視ないし会話幻聴				
18 味覚・嗅覚の変化			嗅覚・味覚・感覚（触覚）領域の知覚変化	
19 皮膚異常感覚	皮膚異常感覚		麻痺・硬直感覚（一部） 身体内部あるいは身体表面の運動・牽引・圧迫感覚・身体表面外側の領域における感覚	
20 身体動揺・浮遊感			異常な重さ、軽さ、および空虚の感覚、落下・沈下現象と浮遊・差上現象 運動感覚（四肢の偽運動） 前庭感覚（質的にも奇妙な空間感覚障害・平衡障害）（一部）	

スライド9

スライド9

　このスライド9は症状No.の11〜20の対応関係を示しています。

初期統合失調症とその関連病態：症状対応表（その3）

中安信夫 (1990)	de Clérambault, G. (1920)	McGhie, A. & Chapman, J. (1961)	Huber, G.ら (1966, 1987)		中井久夫 (1974)
初期統合失調症	小精神自動症	初期統合失調症	基底症状		いつわりの静穏期
21 体感異常	体感異常		遊走感覚		？身体感覚の消失、ないし奇妙な身体感覚の突発
			身体内部あるいは身体表面の運動・牽引・圧迫感覚―身体内部の運動感覚／身体表面の内側の走行感覚／身体内部・表面における圧迫・牽引感覚		
22 二重心ないし二重身					
23 体外離脱体験					
24 離人感	離人感		自己精神離人症		
25 現実感喪失			現実感喪失 自己身体の減鏡器体験―身体精神離人症		？身体感覚の消失、ないし奇妙な身体感覚の突発
26 即時理解ないし即時判断の障害		話し言葉の知覚	受容言語の障害 知覚の意味理解の障害		
27 即時記憶の障害		話し言葉の知覚	超短期記憶の障害によって引きこされる計算能力の障害を含む（超短期記憶の）即時保持の障害		
28 心的空白体験					
29 アンヘドニア			異なった感情性質を弁別できないこと（状態感情の変容） 肯定的他者評価感情の減弱（障害、喪失）		
30 面前他者に関する注察・被害念慮					

スライド10

スライド10

　このスライド 10 は症状No.の 21 〜 30 の対応関係を示しています。

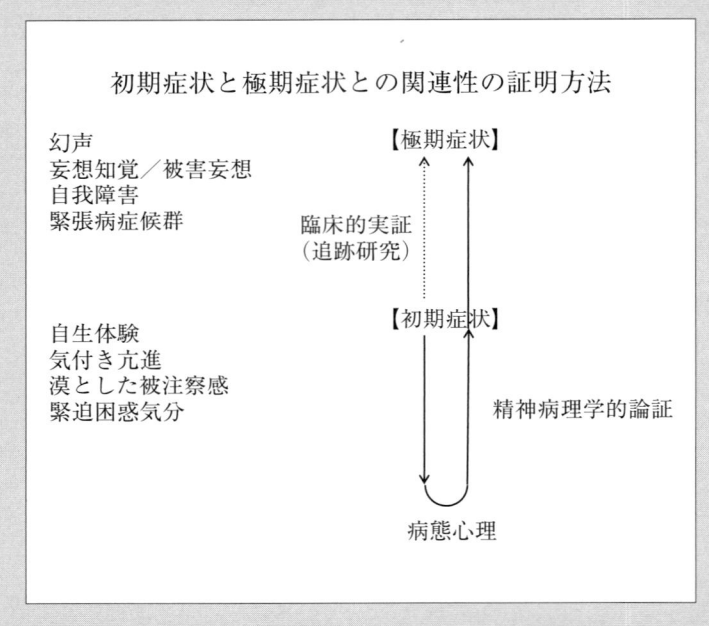

初期症状と極期症状との関連性の証明方法

幻声
妄想知覚／被害妄想
自我障害
緊張病症候群

【極期症状】

臨床的実証
（追跡研究）

【初期症状】

自生体験
気付き亢進
漠とした被注察感
緊迫困惑気分

精神病理学的論証

病態心理

スライド11

スライド11

　さて、私の言っている初期症状とこの領域の先行研究との対応関係を述べましたが、かなりの一致を示すとはいっても、だからといって、私が言っている初期症状が確かに統合失調症性でかつその初期のものである、すなわち初期統合失調症性のものであるという保証はありません。よって私は、独自にこのことを証明しようと考えました。

　スライド11には自生体験、気付き亢進、漠とした被注察感、緊迫困惑気分という初期症状と幻声、妄想知覚／被害妄想、自我障害、緊張病症候群という極期症状との関連性を証する方法が記してあります。2つの方法があると思われましたが、1つは臨床的実証すなわち追跡研究で、点線の矢印で示しましたように、初期統合失調症と診断された症例を前向的に追跡することによってそうした症例が幻覚妄想状態や緊張病状態へと進展する、すなわち顕在発症するならば、初期症状の各々と極期症状の各々との対応は不分明ながら、初期症状と措定された各種の症状が確かに統合失調症性でかつ初期のものであることが実証されたことになります。いま1つは先ほども述べましたが精神病理学的論証で、実線の矢印で示しましたように、措定された初期症状から病態心理を推定し、その病態心理が初期症状のみならず、その進展として極期症状の形成をも説明するならば、措定された初期症状は確かに統合失調症性でかつ初期のものであることが論証されたことになります。この後者の精神病理学的論証こそが本発表の主題でして、これは後の 2nd step、3rd step でお話しすることにしまして、ここでは前者の臨床的実証

初期症状と極期症状との関連性の証明方法

幻声
妄想知覚／被害妄想
自我障害
緊張病症候群

【極期症状】

臨床的実証
（追跡研究）

自生体験
気付き亢進
漠とした被注察感
緊迫困惑気分

【初期症状】

精神病理学的論証

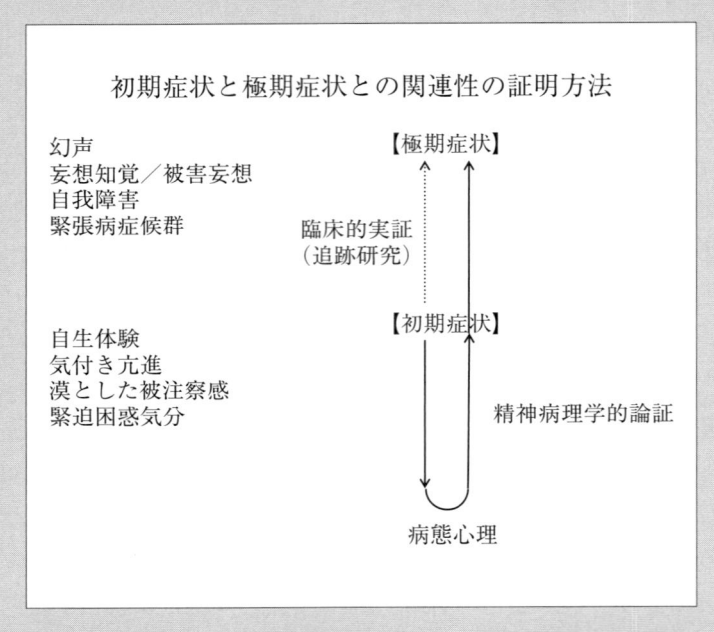

病態心理

スライド11

について簡略に触れておきます。

顕在発症例一覧

症例番号	1	2	3	4	5	6	7	8	9
性別	男	男	女	男	女	男	女	女	男
発病年齢	15	16	22	14	15	15	10	14	不明
初診年齢	16	18	22	15	19	18	18	18	21
初期症状（30種）	26	6	9	12	7	5	5	14	11
診断に有用な高頻度初期症状（10種）	10	4	4	6	4	3	3	4	7
顕在発症年齢	30	27	32	23	21	18	21	20	26
顕在発症時の状態像	緊張病性興奮状態	緊張病状態	幻覚妄想状態	妄想状態→幻覚妄想状態	緊張病性興奮状態	前緊張病状態（不安・困惑状態）	緊張病性昏迷状態	緊張病性興奮状態	幻覚妄想状態
顕在発症までの経過年数	15	11	10	9	6	3	11	6	>5
服薬中断から顕在発症までの期間	3ヶ月	1年7ヶ月	2ヶ月	6ヶ月	3ヶ月	服薬中（初診後1ヶ月）	5ヶ月	服薬中	2年
服薬中断前3ヶ月の処方内容（抗精神病薬）	SLP (600) FPZ (9) CPZ (200)	なし	SLP (600) PPZ (12) FPZ (1.5) LPZ (50) HPD (3)	FPZ (2-4) CPZ (50)	FPZ (0.75-3)	SLP (150-300) FPZ (0.75-1.5)	SLP (600) BPD (3)	SLP (300) FPZ (6) CPZ (150)	不明

SLP : sulpiride FPZ : fluphenazine CPZ : chlorpromazine PPZ : perphenazine LPZ : levomepromazine HPD : haloperidol BPD : bromperidol

スライド12

　スライド12には、私と同僚の関、針間の初期統合失調症自験102症例を前向的に追跡して、後に幻覚妄想状態や緊張病状態などの顕在発症に至った9症例を表示したものです。網かけしました「顕在発症までの経過年数」、「服薬中断から顕在発症までの期間」が重要な箇所です。

顕在発症9例のまとめ

1）発病から顕在発症までの経過年数は3～15年の間に分布し、平均で8.9年である（発病年齢不明の1例を除く8例での検討。ただし、服薬中断後に顕在発症した7例に限るならば9.5年）。

2）9例中7例が服薬中断後に顕在発症しており（平均で8.9ヶ月後であり、他の2例は服薬中）、その7例中5例が2～6ヶ月後である。

スライド13

スライド13

　スライド13がそのまとめですが、1) 発病から顕在発症までの経過年数は3〜15年の間に分布し、平均で8.9年である（発病年齢不明の1例を除く8例での検討。ただし、服薬中断後に顕在発症した7例に限るならば9.5年）、2) 9例中7例が服薬中断後に顕在発症しており（平均で8.9ヶ月後であり、他の2例は服薬中）、その7例中5例が2〜6ヶ月後である、ということになります。いずれにしろ、ここで重要なことは、初期統合失調症症例の中に後に幻覚妄想状態や緊張病状態になる、すなわち顕在発症する症例があるということです。これをもって私は臨床的実証はなかば証明されたと考えましたが、これには「102症例の中で顕在発症が認められたのは僅か9例ではないか、それをもってなかば証明されたとは言えないのではないか」という異議が呈されようかと思います。当然の異議と思いますが、たかだか9例の顕在発症をもって私がなかば証明と言ったのは、顕在発症が9例になった時点で我々が追跡しえていた症例は102症例のうちのおおよそ1／3であったこと、およびこれが一番重要なこと、また私の初期統合失調症論の眼目の1つとも言えることなのですが、初期統合失調症はそのすべてではなくその一部のみが顕在発症する、譬えていえば顕在発症するのは氷山の一角であるという認識を私がもっているからです。モデルとした早期癌においてもその一部のみが進行癌へと進展するのであって、早期癌に留まり続ける症例、あるいは癌細胞が消失する症例もあると聞いていますが、それと相同のことがこの初期統合失調症でもあり得ようかと思われます。

関連自著文献

中安信夫：初期分裂病．星和書店，東京，1990．

中安信夫，針間博彦，関由賀子：初期症状．松下正明総編集：臨床精神医学講座2 精神分裂病Ⅰ．p.313-348, 1999．（中安信夫：続 統合失調症症候学―精神症候学の復権を求めて．星和書店，東京，2010に、その一部を「先行研究との比較から見た初期分裂病症状」と題して所収）

中安信夫，関由賀子，針間博彦：初期分裂病の顕在発症予見．臨床精神病理 23:117-131, 2002．（中安信夫：続 統合失調症症候学―精神症候学の復権を求めて．星和書店，東京，2010に所収）

中安信夫，関由賀子，針間博彦：概説：初期分裂病 2004．中安信夫，村上靖彦編：初期分裂病―分裂病の顕在発症予防をめざして（思春期青年期ケース研究10）．p.11-50, 岩崎学術出版社，東京，2004．（中安信夫：続 統合失調症症候学―精神症候学の復権を求めて．星和書店，東京，2010に所収）

聴覚性気付き亢進
heightened auditory awareness

定義
　注意を向けている対象以外の、種々些細な知覚刺激が意図せずに気付かれ、そのことによって容易に注意がそれる（往々、驚愕や恐怖などの情動反応や進行中の行為の中断を伴う）というものの内、気付きの対象が予期せず突発的に周囲で起こる些細な物音や人声など、聴覚性のものである場合をさす。往々それらの雑音が大きく聞こえるという聴覚強度の増大を伴いやすい。患者は「音がすると気が散って、1つのことに注意の集中ができない」、「音がするとビクッと驚いてしまう」、「その時にしていたことが中断される」などと訴える。

陳述例
　他人の声や不意の音、たとえば戸を開閉する音や近くを走る電車の音などを聞くとビクッとして落ち着かなくなる。ラジオ、テレビ、ステレオは不意の音を消すためにわざと聞いているのであるが、それらの音に対してはそういうことはない。最近はそれほどでもないが、大学を中退した頃が最もひどく、音を出している人に憎しみさえ抱いた。講義中、まわりの学生が雑談していると耐えきれなくなって外へ出た。何かをしようとすると、決まって音声が耳に入ってきて注意が集中できなかった。

スライド14

2）2nd step：状況意味失認

スライド14

　初期症状から統合失調症の病態心理を窺うにあたって私が最初に注目しましたのは4主徴の1つである気付き亢進heightened awarenessという症状でした。この気付き亢進は、気付きの対象の感覚モダリティーによって、知覚刺激が予期せず突発的に周囲で起こる些細な物音や人声などの聴覚性気付き亢進、自然と目に映ずるなにげない物品・人物・風景、あるいはそれらの動きなどの視覚性気付き亢進、手足の位置やその動きなどの固有感覚性気付き亢進の3種に分類されますが、スライド14には聴覚性気付き亢進の定義と自験例の陳述例をあげておきました。定義にありますように、この症状は「注意を向けている対象以外の、種々些細な知覚刺激が意図せずに気付かれ、そのことによって容易に注意がそれる（往々、驚愕や恐怖などの情動反応や進行中の行為の中断を伴う）というものの内、気付きの対象が予期せず突発的に周囲で起こる些細な物音や人声など、聴覚性のものである場合をさす」というもので、陳述例としてあげました症例は、私がまだ駆け出しの頃、保健所の精神衛生相談でもう数年にもわたって自室にこもりっぱなしという理由で往診を依頼された20歳代半ばの男性患者です。そうした病状や経過からは私は破瓜型の患者で診察も拒否されるであろうと予測して往診に赴いたのですが、案に相違して患者は精神科医の来訪を待っていたとのことで、自らドアを開けて私

聴覚性気付き亢進
heightened auditory awareness

定義

　注意を向けている対象以外の、種々些細な知覚刺激が意図せずに気付かれ、そのことによって容易に注意がそれる（往々、驚愕や恐怖などの情動反応や進行中の行為の中断を伴う）というものの内、気付きの対象が予期せず突発的に周囲で起こる些細な物音や人声など、聴覚性のものである場合をさす。往々それらの雑音が大きく聞こえるという聴覚強度の増大を伴いやすい。患者は「音がすると気が散って、1つのことに注意の集中ができない」、「音がするとビクッと驚いてしまう」、「その時にしていたことが中断される」などと訴える。

陳述例

　他人の声や不意の音、たとえば戸を開閉する音や近くを走る電車の音などを聞くとビクッとして落ち着かなくなる。ラジオ、テレビ、ステレオは不意の音を消すためにわざと聞いているのであるが、それらの音に対してはそういうことはない。最近はそれほどでもないが、大学を中退した頃が最もひどく、音を出している人に憎しみさえ抱いた。講義中、まわりの学生が雑談していると耐えきれなくなって外へ出た。何かをしようとすると、決まって音声が耳に入ってきて注意が集中できなかった。

スライド14

を部屋に招じ入れたのでした。昼間なのに厚手のカーテンが二重に閉めてありましたが衣服も部屋も清潔で、ただ非常に奇妙な格好をしておりました。両方の耳穴を脱脂綿で耳栓をし、一方の耳にはテレビのイヤホーンを差し込み、それらをさながら漫画で描かれるおたふく風邪の患者のようにタオルで巻き、また部屋には大音量でステレオとラジオがかかっていました。陳述を読み上げます。「他人の声や不意の音、たとえば戸を開閉する音や近くを走る電車の音などを聞くとビクッとして落ち着かなくなる。ラジオ、テレビ、ステレオは不意の音を消すためにわざと聞いているのであるが、それらの音に対してはそういうことはない。最近はそれほどでもないが、大学を中退した頃が最もひどく、音を出している人に憎しみさえ抱いた。講義中、まわりの学生が雑談していると耐えきれなくなって外へ出た。何かをしようとすると、決まって音声が耳に入ってきて注意が集中できなかった」。

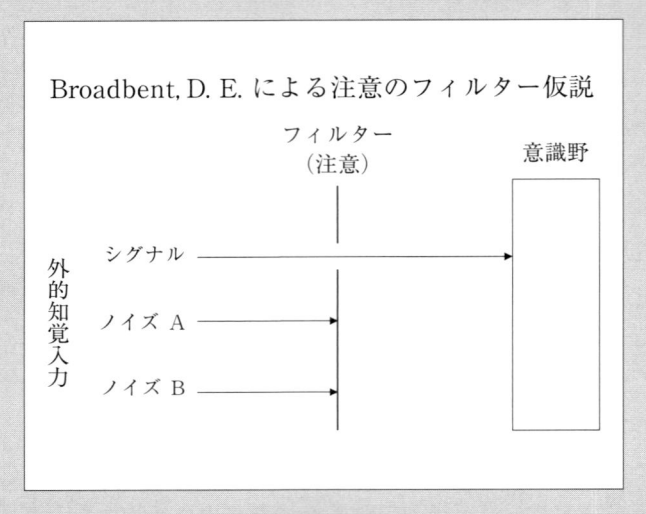

```
Broadbent, D. E. による注意のフィルター仮説
```

                    フィルター
                    （注意）   意識野

外的知覚入力   シグナル ─────────→
              ノイズ A ──────→|
              ノイズ B ──────→|

スライド 15

スライド15

　この気付き亢進という症状についての私の理解の出発点となったものは、統合失調症を注意の障害とみなすおおかたの先行研究者と同じく、Broadbent, D. E.による注意のフィルター仮説でした。スライド15にはそのBroadbentによる注意のフィルター仮説をごくごく簡略化して示しましたが、ごく卑近な日常経験を振り返ってもすぐにわかりますように、我々の意識野の前には注意というフィルターがあると思われます。そして、我々が注意を向けているもの、すなわちシグナルはフィルターを通り抜けて意識野に達しますが、注意が向けられていないもの、すなわちノイズはフィルターでさえぎられると考えられます。これはいわゆるカクテルパーティ効果を説明するものでして、立食パーティの席で我々がガヤガヤとした周りの物音に気をとられずに人と話ができるのは、意識野の前にこうしたフィルターがあるからです。しかし、私は注意をたんなるフィルターとするこの説だけでは説明がつかない現象に注目しました。それというのも、そういう席において我々が熱心に相手との話に注意を向けていても、その場で一声キャーっという悲鳴があがると、例えばスライドのノイズBがそれだとすると、我々は「おや、どうしたんだろう？」という形で、この説ではフィルターを通過しない、すなわち意識化されないはずのノイズBに我々の注意がパッと切り替わるからです。

中安の提唱する2段階認知機構仮説

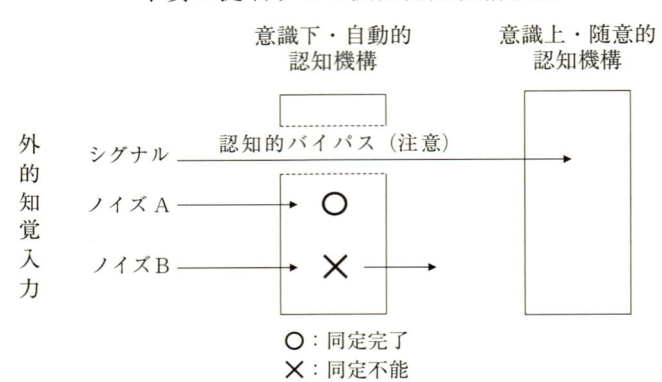

```
                    意識下・自動的              意識上・随意的
                      認知機構                    認知機構
                  ┌──────────┐              ┌──────────┐
                  │          │              │          │
外   シグナル ─────│ 認知的バイパス（注意）────→│          │
的                │          │              │          │
知   ノイズA ────→│    ○    │              │          │
覚                │          │              │          │
入   ノイズB ────→│    ×    │─→            │          │
力                │          │              │          │
                  └──────────┘              └──────────┘
                     ○：同定完了
                     ×：同定不能
```

1. 注意の原初的機能は自己保存にあり、その実体は情報の迅速処理システムの一環としての意識下・自動的認知機構に空いた'穴'、すなわち認知的バイパスである（シグナル）。
2. 意識下・自動的認知機構は二重の意味で自己保存的である。
   ① 内に対するもので、意識野が環界からの絶え間ないノイズに撹乱されるのを防ぐことであり、それなくば獲物を追い求めることは不可能となる（ノイズA）。
   ② 外に対するもので、意識的関与なく外界の変化（シグナルとなるべきノイズ）をキャッチすることであり、それなくば自らがすぐに獲物になり果ててしまう（ノイズB）。

スライド16

スライド16

　そこで私が考えましたことは、スライド16に示しましたように先のフィルター自体の中に悲鳴をその状況の中で同定しえず、その結果意識野に上げる認知機構が入っている、すなわちフィルターとは字義通りのたんなる濾過器ではなく、そのものがじつは認知機構なのだということです。そして、これを意識下・自動的認知機構と呼ぶことにし、これまでたんに意識野と呼んでいたものを意識上・随意的認知機構と呼び改めることにしました。ここに、きわめて粗略ながら、しかし日常経験からはその段階性が保証される2段階認知機構の存在が私の中で確信されることとなりましたが、改めて述べますに、注意が向けられている情報すなわちシグナルは意識下・自動的認知機構を経由せずに直接的に意識上・随意的認知機構へと上がってきて情報処理を受けますが、注意が向けられていない情報すなわちノイズは意識下・自動的認知機構でまず処理を受け、ノイズAのごとく同定が完了すれば情報処理はその段階で終了し、ノイズBで示しましたが先ほどの悲鳴のように同定不能となると意識上・随意的認知機構へと転送されて、再度の情報処理を受けると考えられます。

　この2段階認知機構論における情報処理の流れは今述べましたごとくですが、後の議論のためには欠かしてはならない重要な指摘をここで行っておく必要があります。それは、弱肉強食である動物界の生態を考えればすぐにわかることですが、我々ヒトHomo sapiensをも含めて動物における注意の原初的機能とは自己保存にあり、しかしてその実体は情報の迅速処理シス

中安の提唱する２段階認知機構仮説

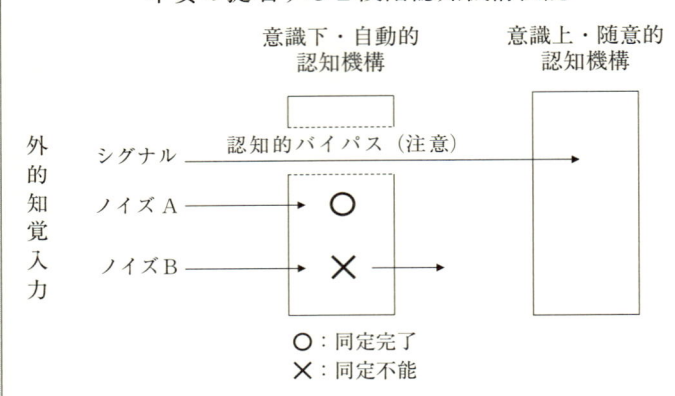

```
                    意識下・自動的              意識上・随意的
                     認知機構                   認知機構

外          シグナル ──── 認知的バイパス（注意）──────────→
的
知   ノイズA  ────→  ○
覚
入   ノイズB  ────→  ×  ───→
力
                  ○：同定完了
                  ×：同定不能
```

1. 注意の原初的機能は自己保存にあり、その実体は情報の迅速処理システムの一環としての意識下・自動的認知機構に空いた'穴'、すなわち認知的バイパスである（シグナル）。
2. 意識下・自動的認知機構は二重の意味で自己保存的である。
    ①内に対するもので、意識野が環界からの絶え間ないノイズに撹乱されるのを防ぐことであり、それなくば獲物を追い求めることは不可能となる（ノイズA）。
    ②外に対するもので、意識的関与なく外界の変化（シグナルとなるべきノイズ）をキャッチすることであり、それなくば自らがすぐに獲物になり果ててしまう（ノイズB）。

スライド 16

テムであるということです。それというのも、外敵に対峙した際、逃避するにしろ反撃するにしろ、その次に要請されるのは機敏な反応ですが、機敏な反応のためにはまずもって外敵の動静に対する迅速な情報処理が必要となるからです。となると、この2段階認知機構論においては意識下・自動的認知機構に空いた穴、すなわち認知的バイパス cognitive bypass こそが注意であり、ひるがえって認知的バイパス＝注意が有機的に連結しているこの2段階認知機構の原初的機能それ自体も自己保存にあると考えられます。併せて、意識下・自動的認知機構は二重の意味で自己保存的に作用するものであることも述べておきます。1つは内に対するもので、ノイズAに示しましたように意識野が環界からの絶え間ないノイズに攪乱されるのを防ぐことであり、それなくば獲物を追い求め続けることは不可能となるでしょう。他の1つは外に対するもので、ノイズBに示しましたように意識的関与なく外界の変化、すなわちシグナルとなるべきノイズをキャッチすることであり、それなくば自らがすぐに獲物になり果ててしまうことになりましょう。

意識下・自動的認知機構が「失調」した際の外的知覚入力の転送（気付き亢進）

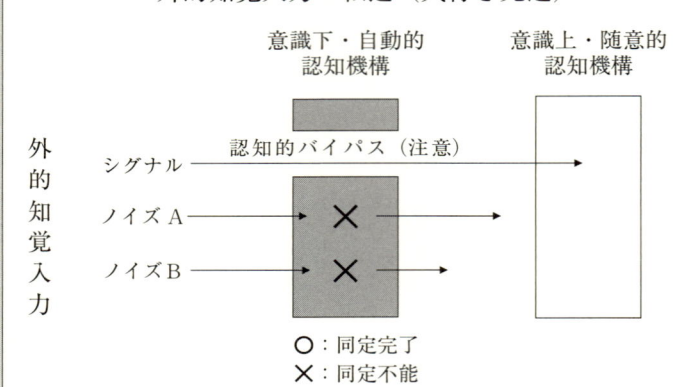

```
                      意識下・自動的          意識上・随意的
                        認知機構              認知機構
                       ┌──────┐            ┌──────┐
                       │      │            │      │
外       認知的バイパス（注意）                  │      │
的  シグナル ─────────────────────────────→│      │
知                     │      │            │      │
覚  ノイズA ──────────→│  ×  │──────→    │      │
入                     │      │            │      │
力  ノイズB ──────────→│  ×  │──────→    │      │
                       │      │            │      │
                       └──────┘            └──────┘
                        ○：同定完了
                        ×：同定不能
```

意識下・自動的認知機構が「失調」を起こすと（失認 agnosia）、その機構が無傷ならば同定されるはずの外的知覚入力（ノイズA）も同定不能に陥り、結果として意識上・随意的認知機構へ転送されることになる。これが気付き亢進という症状を形成することになる。

スライド 17

スライド17

　前提となる議論を終えまして気付き亢進の形成過程の検討に入ります。考えるヒントは気付き亢進のある患者が往々述べることがある「どうしてこんな、どうでもいいことが気になるのだろうか？」という陳述でしたが、それは先に例としてあげました悲鳴のような、外的知覚入力にそもそも原因がある場合には決して聞かれることはない陳述です。私は、その陳述は気付き亢進の原因が外的知覚入力の側にあるのではなくて、それを同定する機構の側、すなわち意識下・自動的認知機構の側にあり、そこにある種の障害が生じたことを示しているのだと考えました。急いで、この「障害」という表現に注釈を施しますが、治療によって気付き亢進が消失するという事実からは、この障害は可逆的なものであって、したがって「失調」と呼ぶ方が妥当であると思われます。そして、スライド17では意識下・自動的認知機構に網かけして示しましたが、意識下・自動的認知機構が失調を起こすと、通常ならばいわば「何ほどのものでもない」として意識下で同定が完了するはずの外的知覚入力が、次々と同定不能に陥って意識上・随意的認知機構へと転送されてくることになりますが、これこそが不特定で多岐にわたる、脈絡のない外的知覚入力群の、意識への流入の自覚である気付き亢進という症状の実体だと思われます。この症状はその程度が大になりますと「知覚の洪水」と呼ばれる状態となりますが、先に例示した私の症例はまさにこの段階に至っていると思われるものでした。

即物意味 vs. 状況意味

	即物意味	状況意味
定義	その対象は何であるか	その対象はその状況の中で何を意味するか
認知原理	決定性 明らかに、○○である	蓋然性 多分、△△であろう
	単体的認知 その対象のみで可能	統合的認知 他の対象群との相互関係のもとに可能
具体例	道路にある特定の物Xがある	
	Xは財布である	Xは誰かがうっかりして落としたのだろう

スライド 18

スライド18

　その際に、意識下・自動的認知機構において失調を起こす認知とはいかなるものなのかが次の問題設定となりますが、私の理解するところ、'認め知る'という文字通りの意味での認知の対象には即物意味material meaningと状況意味situational meaningとの2種があると思われました。スライド18に示しましたように、即物意味とは「その対象が何であるか」、状況意味とは「その対象はその状況の中で何を意味するか」であり、例示するならば、道路にある特定のものXがあるとして「Xは財布である」というのが即物意味、そしてその即物意味の認知に引き続いて「X（すなわちその財布）は誰かがうっかりして落としたのだろう」というのが状況意味ということになります。この場合、即物意味の認知原理は「明らかに、何々である」という決定性であり、単体的認知であってその対象のみで可能ですが、それに対して状況意味の認知原理は「多分、何々であろう」という蓋然性probabilityであり、統合的認知integrative cognition、すなわち他の対象群との相互関係のもとに初めて可能となるというものです。例をあげますと、財布は道路上にあろうと私の事務机の上にあろうと、財布は財布であって即物意味は変わらず、かつそれのみで単体的に認知されますが、状況意味の方は、道路上にあれば誰かがうっかりして落としたのであろうと認知されるものの、私の事務机の上にある財布を誰かがうっかりして落としたと考えて交番に届け出る人はいません。つまり財布が道路上にあるからこそ落としたのだろうと認知されるのであって、そうした点で状況意味は統合的認知なの

即物意味 vs. 状況意味

	即物意味	状況意味
定義	その対象は何であるか	その対象はその状況の中で何を意味するか
認知原理	決定性 明らかに、○○である	蓋然性 多分、△△であろう
	単体的認知 その対象のみで可能	統合的認知 他の対象群との相互関係のもとに可能
具体例	道路にある特定の物Xがある	
	Xは財布である	Xは誰かがうっかりして落としたのだろう

スライド18

です。これらの2種の認知のうち、失調を起こすのはどちらなのか。私は状況意味の認知の方だと考えましたが、それというのも妄想知覚こそが気付き亢進の進展症状だと直感的に考え付かれたからです。

妄想知覚とは状況意味誤認である

　ヤスパースとグルーレによれば、妄想知覚と呼ぶことができるのは、真の知覚に対し、知的（合理的）あるいは感情的（情動的）に了解可能な動機なしに、ほとんどの場合自己関係付けという方向の異常な意味付けが付与される場合である。〈中略〉これは知覚されたものの把握可能な変化ではなく、異常な解釈であるから、妄想知覚は知覚障害ではなく、「思考」障害である。

例：「カトリック修道院の階段の上で、一匹の犬が直立した姿勢で私を待ち伏せていました。私が近づくと、犬はまじめな顔で私を見て、一方の前足を高く上げました。たまたま別の通行人が数メートル先を歩いていたので、私は急いでその人に追いつき、犬は彼の前でも礼をしたのか、急いで尋ねました。その人は驚いて否定の返事をしました。それを聞いた私は、自分が明らかな啓示と関わっていると確信しました」
(Schneider, K.: Klinische Psychopathologie. 15. Aufl. 2007〈針間博彦訳：新版臨床精神病理学. 文光堂, 東京, 2007〉、下線は中安による)

　中安なりに要約するならば、妄想知覚とは「知覚は正しいが、その意味付けにおいて誤つ」ものであり、これを即物意味／状況意味論で理解するならば「即物意味の認知は正しいが、状況意味の認知は誤っている」ことになり、すなわち妄想知覚とは状況意味誤認であると言える。ゆえに、後に状況意味誤認が生じるという点からは、気付き亢進の基底にある失認は状況意味に関するもの、すなわち状況意味失認ということになる。

スライド19

スライド19

　ここで改めて妄想知覚について考えます。スライド19には同僚の針間が訳出しましたSchneider, K. の "Klinische Psychopathologie"（15. Aufl. 2007）（邦訳：新版 臨床精神病理学）中にある「真の知覚に対し、〈中略〉了解可能な動機なしに、〈中略〉異常な意味付けが付与される」という妄想知覚の定義と、「犬はまじめな顔で私を見て、一方の前足を高く上げました」という知覚に対して、それを「自分が明らかな啓示と関わっている」と確信する例が掲げられています。この定義ならびに例からは、妄想知覚とは「知覚は正しいが、その意味付けにおいて誤つ」と要約されるものであって、この定義を即物意味／状況意味論で理解するならば「即物意味の認知は正しいが、状況意味の認知は誤っている」ことになり、すなわち妄想知覚とは状況意味誤認であると言い換えることが可能です。そういうことから、すなわち後に状況意味誤認となる失調ですから、私は状況意味の方に失調が起こっていると考えたのでした。最後に、その失調とは何か。私はそれが意識下・自動的認知機構という、ある種の中枢性の認知機構に起こるという点からは、それを失認agnosiaと呼んでも差し支えがないだろうと考えまして、ここに状況意味失認という概念に到達したのでした。なお、例えば視覚物体失認のような旧来の失認概念は、障害概念であると同時に症状概念ですが、この状況意味失認は意識下・自動的認知機構に生じた障害であって、それが意識下のものであるだけに、それだけで症状を形成するものではなく、したがって純粋の障害概念であるということになります。

関連自著文献

中安信夫:背景知覚の偽統合化—妄想知覚の形成をめぐって.高橋俊彦編:分裂病の精神病理 15. p.197-231, 東京大学出版会, 東京, 1986.(中安信夫:増補改訂 分裂病症候学—記述現象学的記載から神経心理学的理解へ.星和書店, 東京, 2001 に所収)

中安信夫:初期統合失調症研究の 30 年—発想の原点を振り返りつつ.臨床精神病理 26:215-235, 2005.(中安信夫:続 統合失調症候学—精神症候学の復権を求めて.星和書店,東京, 2010 に所収)

中安信夫:第 6 章 逆ジャクソニズムという考え方—症候は騙されて作られる.中安信夫:体験を聴く・症候を読む・病態を解く—精神症候学の方法についての覚書.p.141-170, 星和書店, 東京, 2008.

妄想知覚／被害妄想の形成機序（その１）

１）気付き亢進に続いて何が起こるのか？

① 気付き亢進とは「不特定・多岐・非脈絡な外的知覚入力群の、意識上・随意的認知機構への流入の自覚」であるが、意識上・随意的認知機構は無傷であるとしても、それらの入力群の不特定・多岐・非脈絡性のゆえに、統合的認知を認知原理とする状況意味認知は不能となる。

② 状況意味認知の不能は即、〈「自己保存の危機」の意識上・自覚的認知〉を生み出し、この危機意識が状況意味認知の統合化機制を促進する（アクセルを踏む）。

③ 他方、状況意味認知のいま１つの認知原理である蓋然性はいかなる意味付けをも許容している（ブレーキを掛けない）。

④ 上記の②と③は相俟って、意識上での状況意味の認知を促進し、ここにそもそもは統合不能な不特定・多岐・非脈絡な外的知覚入力群に偽統合が生じる（偽統合反応 pseudointegrative reaction：内因反応の１型）ことになるが、これが状況意味誤認たる妄想知覚である。

スライド20

3) 3rd step：内因反応

スライド20

スライド20は「妄想知覚／被害妄想の形成機序（その1）」と題されていますが、妄想知覚と被害妄想を／で繋いで1つの用語としましたのは、極期ないし急性期の妄想とはそのほとんどが形式的には妄想知覚であり、内容的には被害妄想であるからです。

まずは「気付き亢進に続いて何が起こるのか？」という設問に対する回答です。先に述べましたように気付き亢進とは「不特定・多岐・非脈絡な外的知覚入力群の、意識上・随意的認知機構への流入の自覚」ですが、意識上・随意的認知機構は無傷intactであるとしても、それらの入力群の不特定・多岐・非脈絡性のゆえに、統合的認知を認知原理とする状況意味認知は意識上においても不能に陥ることになります。次いで認知機構の原初的機能が自己保存にある以上、意識上・随意的認知機構での状況意味認知の不能は即、〈「自己保存の危機」の意識上・自覚認知〉を生み出し（この段階が、周囲の事物や出来事が、とくに自分との関係において何かしら特別な意味をもっている、すなわち自己関係付けはあるもののいまだ特定の意味の発現はみていないという意味妄想Bedeutungswahnであり、またその時の不気味という気分に着目して命名された妄想気分Wahnstimmungです）、そしてこの危機意識が状況意味認知の統合化機制を促進する、譬えればアクセルを踏むことになりま

妄想知覚／被害妄想の形成機序（その１）

１）気付き亢進に続いて何が起こるのか？

①気付き亢進とは「不特定・多岐・非脈絡な外的知覚入力群の、意識上・随意的認知機構への流入の自覚」であるが、意識上・随意的認知機構は無傷であるとしても、それらの入力群の不特定・多岐・非脈絡性のゆえに、統合的認知を認知原理とする状況意味認知は不能となる。

②状況意味認知の不能は即、〈「自己保存の危機」の意識上・自覚的認知〉を生み出し、この危機意識が状況意味認知の統合化機制を促進する（アクセルを踏む）。

③他方、状況意味認知のいま１つの認知原理である蓋然性はいかなる意味付けをも許容している（ブレーキを掛けない）。

④上記の②と③は相俟って、意識上での状況意味の認知を促進し、ここにそもそもは統合不能な不特定・多岐・非脈絡な外的知覚入力群に偽統合が生じる（偽統合反応 pseudointegrative reaction：内因反応の１型）ことになるが、これが状況意味誤認たる妄想知覚である。

スライド20

す。他方で、状況意味認知のいま1つの認知原理である蓋然性はいかなる意味付けをも許容しており、譬えればブレーキを掛けないことになります。ここにおいて、アクセルを踏むのとブレーキを掛けないのとが相俟って意識上での状況意味の認知機制にはドライブがかかります。要は「わからない」ことは不安であり、なんとか「わかる」ように、必死になってそこに1つの意味を見出そうとするのですが、ここにそもそも統合不能な不特定・多岐・非脈絡な外的知覚入力群に偽統合、偽りの統合が生じることになるのです。これこそが状況意味誤認たる妄想知覚なのですが、その見出された意味が間違ったもの、すなわち迷妄の想念たる妄想であるとしても、主体は「わかる」ことによって「わからない」不安から解放され安堵するのです。なお、偽統合、偽りの統合が生じることを私は偽統合反応 pseudointegrative reaction と呼びましたが、これが〈背景知覚の偽統合化〉論における内因反応の有り様です。

妄想知覚／被害妄想の形成機序（その２）

2）偽統合された状況意味は何ゆえに被害性（他→自の攻撃性）を帯び、何ゆえに妄想化（病識欠如）するのか？

①被害性
- いつに〈「自己保存の危機」の意識上・自覚的認知〉があるからであり、それが他者をして自分を攻撃する存在へと転化させるからである。

②妄想化
- 状況意味認知の蓋然性ゆえに、いかなる意味づけも許容されているからである。
- 不特定・多岐・非脈絡な外的知覚入力群の流入によって形成された患者の知覚界の相貌（環世界 Umwelt：Uexküll, J.）は、状況意味失認のない、いわゆる正常者のそれとは異なっており、正常者が自らに見え、聞こえる知覚界に何らの疑いを挟まないように、患者もそれに疑いを挟まないからである。

スライド21

スライド21

　スライド21は「妄想知覚／被害妄想の形成機序（その2）」と題されています。「偽統合された状況意味は何ゆえに被害性、すなわち他から自への攻撃性ですが、被害性を帯び、何ゆえに妄想化する、すなわち病識を欠如するのか？」という設問を立てましたが、これは先ほど述べました、極期ないし急性期の妄想はその内容が被害妄想であることを説明しようとするものです。私の理解するところ、被害性を帯びるのは上記のプロセスの中にいつに〈「自己保存の危機」の意識上・自覚的認知〉があるからであり、その危機意識が他者をして自分を攻撃する存在へと転化させるからです。危機意識が他者やたんなる物を外敵へと転化させるのは「幽霊の　正体見たり　枯れ尾花」という川柳によく表されています。この例は即物意味に関してのことで、暗闇ではまわりの物がよく見えず、即物意味の認知に支障が生じます。そうすると枯れ尾花、枯れたススキが幽霊という怖い存在へと見誤たれるのですが、状況意味認知に支障が生じても同じことが起こるだろうと思われます。また妄想化する、すなわち病識を欠如するのは、1つには状況意味認知の蓋然性ゆえにいかなる意味付けも許容されているからであり、いま1つは不特定・多岐・非脈絡な外的知覚入力群の流入によって形成された患者の知覚界の相貌、動物行動学の祖とも言うべきUexküll, J. 言うところの環世界Umweltは、状況意味失認のない、いわゆる正常者のそれとは異なっているのであって、これをわかりやすく譬えるならば、実際にはあり得ないことなのですが、我々が患者の体の中にすっぽりと嵌まり込んだとしても、

妄想知覚／被害妄想の形成機序（その２）

２）偽統合された状況意味は何ゆえに被害性（他→自の攻撃性）を帯び、何ゆえに妄想化（病識欠如）するのか？

①被害性
- いつに〈「自己保存の危機」の意識上・自覚的認知〉があるからであり、それが他者をして自分を攻撃する存在へと転化させるからである。

②妄想化
- 状況意味認知の蓋然性ゆえに、いかなる意味づけも許容されているからである。
- 不特定・多岐・非脈絡な外的知覚入力群の流入によって形成された患者の知覚界の相貌（環世界 Umwelt：Uexküll, J.）は、状況意味失認のない、いわゆる正常者のそれとは異なっており、正常者が自らに見え、聞こえる知覚界に何らの疑いを挟まないように、患者もそれに疑いを挟まないからである。

スライド21

我々に見え聞こえているものと患者に見え聞こえているものとはまったく異なっているのであって、我々が自らに見え聞こえる知覚界、環世界に何らの疑いを挟まないように、患者もそれに疑いを挟まないからです。

〈背景知覚の偽統合化〉における症状形成過程

【関与する神経機構】	意識下・自動的認知機構	意識上・随意的認知機構
【病態機序】	状況意味失認 ——————→	偽統合反応
	不特定・多岐・非脈絡な外的知覚入力群の転送	
【臨床症状】		気付き亢進→ 意味妄想 →妄想知覚／ ないし　　被害妄想 妄想気分

スライド 22

スライド22

　以上、状況意味失認-内因反応仮説の出発点となりました〈背景知覚の偽統合化〉論の概略を述べましたが、これを関与する神経機構、病態機序、臨床症状の3者の関連性において図示したものがスライド22です。この論は数ある統合失調症症状の中でも気付き亢進に始まり、意味妄想ないし妄想気分を経て、妄想知覚／被害妄想に至る症状系列だけを説明するものです。

関連自著文献

中安信夫：背景知覚の偽統合化―妄想知覚の形成をめぐって．高橋俊彦編：分裂病の精神病理15. p.197-231, 東京大学出版会, 東京, 1986.（中安信夫：増補改訂 分裂病症候学―記述現象学的記載から神経心理学的理解へ. 星和書店, 東京, 2001に所収）

中安信夫：初期統合失調症研究の30年―発想の原点を振り返りつつ．臨床精神病理 26:215-235, 2005.（中安信夫：続 統合失調症症候学―精神症候学の復権を求めて. 星和書店, 東京, 2010に所収）

中安信夫：第6章 逆ジャクソニズムという考え方―症候は騙されて作られる. 中安信夫：体験を聴く・症候を読む・病態を解く―精神症候学の方法についての覚書. p.141-170, 星和書店, 東京, 2008.

【症例】30歳、女性、塾講師

主訴：他人に心の中をさらされている

現病歴：X年4月（22歳）、大学を卒業して銀行に就職したが、大卒の女性は患者のみであり、また配属された部署に行内でも評判の美男の独身男性がいて、その人との関係でまわりの女性より意地悪をされた。そうした対人関係が原因で6ヶ月で証券会社へかわったが、転職した頃より患者しか知らないことを他人が知っているような素振りをするようになった。最初の頃はただ不思議だなあと思っていたが、ある時、自分の心が皆に知られているのではないか、銀行で意地悪されたのもそのためではないかと思い付いた。そうしたら途端に、自分が心の中で考えたことに反応があった。声は自分が普通に考えたことに対して反応する以外に、**心の中で自然にぺらぺらと喋ってしまう、心の中に言葉が湧いてくることにも反応して聞こえてくる**。例えば、誰か男優を見たりすると、自分は結婚なんか考えていないのに「結婚できるかしら」と言葉になって出てくる（口で喋らないのが違うだけ）。そうすると、馬鹿にしたような笑い声や話し声が聞こえてくる。スーパーで買物をしていると「盗んでみようか」という言葉が浮かんでくる。どこへ行っても反応するし（見ず知らずの人や子供までも）、そのために就職できないで、週2回の塾講師がやっとである。

スライド23

3
他の症状形成機序に対する状況意味失認-内因反応仮説の適用

それでは、他の症状形成機序もこの状況意味失認-内因反応仮説で説明可能なのかという設問に議論を進めます。

1）背景思考の聴覚化

スライド23

まずは第1の〈背景思考の聴覚化〉という症状形成機序について説明します。

私がこの機序の存在に気が付きましたのは、ある統合失調症患者が述べた「心の中に言葉が湧いてくる」という訴えでした。その症例の初診時のカルテの一部をスライド23にお示ししましたが、症例は30歳の女性で塾講師の方です。主訴は「他人に心の中をさらされている」というもので、現病歴をよみあげますと「X年4月（22歳）、大学を卒業して銀行に就職したが、大卒の女性は患者のみであり、また配属された部署に行内でも評判の美男の独身男性がいて、その人との関係でまわりの女性より意地悪をされた」と。後の経過を考慮しますと、この「意地悪」というのは事実ではなく、妄想知覚／被害妄想であって、

【症例】30歳、女性、塾講師

主訴：他人に心の中をさらされている

現病歴：X年4月（22歳）、大学を卒業して銀行に就職したが、大卒の女性は患者のみであり、また配属された部署に行内でも評判の美男の独身男性がいて、その人との関係でまわりの女性より意地悪をされた。そうした対人関係が原因で6ヶ月で証券会社へかわったが、転職した頃より患者しか知らないことを他人が知っているような素振りをするようになった。最初の頃はただ不思議だなあと思っていたが、ある時、自分の心が皆に知られているのではないか、銀行で意地悪されたのもそのためではないかと思い付いた。そうしたら途端に、自分が心の中で考えたことに反応があった。声は自分が普通に考えたことに対して反応する以外に、**心の中で自然にぺらぺらと喋ってしまう、心の中に言葉が湧いて**くることにも反応して聞こえてくる。例えば、誰か男優を見たりすると、自分は結婚なんか考えていないのに「結婚できるかしら」と言葉になって出てくる（口で喋らないのが違うだけ）。そうすると、馬鹿にしたような笑い声や話し声が聞こえてくる。スーパーで買物をしていると「盗んでみようか」という言葉が浮かんでくる。どこへ行っても反応するし（見ず知らずの人や子供までも）、そのために就職できないで、週2回の塾講師がやっとである。

スライド23

この時点が発病の時期と思われます。次を読みますが、「そうした対人関係が原因で6ヶ月で証券会社へかわったが、転職した頃より患者しか知らないことを他人が知っているような素振りをするようになった」と。これも妄想知覚と判断されます。次いで「最初の頃はただ不思議だなあと思っていたが、ある時、自分の心が皆に知られているのではないか、銀行で意地悪されたのもそのためではないかと思い付いた」と、ここで「他人に心の中をさらされている」という主訴に関わる陳述が出てまいりますが、これは先に述べました妄想知覚／被害妄想に対する二次的な説明妄想と思われます。次ですが、「そうしたら途端に、自分が心の中で考えたことに反応があった。声は自分が普通に考えたことに対して反応する以外に、心の中で自然にぺらぺらと喋ってしまう、心の中に言葉が湧いてくることにも反応して聞こえてくる」。ここに患者の言う「反応」とは「声」と表現されていますので幻声と思われますが、その幻声による反応は1つには「自分が心の中で考えたこと」、そしていま1つはゴチック体で示しましたが「心の中で自然にぺらぺらと喋ってしまう、心の中に言葉が湧いてくる」ことに対してでして、この後者こそが私が注目した症状、内言語の自生という意味で自生内言autochthonous inner speechと名付けた症状です。患者が実例を2つ述べていましたが、それらは下線部の「誰か男優を見たりすると、自分は結婚なんか考えていないのに『結婚できるかしら』と言葉になって出てくる」、「スーパーで買物をしていると『盗んでみようか』という言葉が浮かんでくる」というようなものでした。スライドには記載されていませんが、

【症例】30歳、女性、塾講師

主訴：他人に心の中をさらされている

現病歴：X年4月（22歳）、大学を卒業して銀行に就職したが、大卒の女性は患者のみであり、また配属された部署に行内でも評判の美男の独身男性がいて、その人との関係でまわりの女性より意地悪をされた。そうした対人関係が原因で6ヶ月で証券会社へかわったが、転職した頃より患者しか知らないことを他人が知っているような素振りをするようになった。最初の頃はただ不思議だなあと思っていたが、ある時、自分の心が皆に知られているのではないか、銀行で意地悪されたのもそのためではないかと思い付いた。そうしたら途端に、自分が心の中で考えたことに反応があった。声は自分が普通に考えたことに対して反応する以外に、**心の中で自然にぺらぺらと喋ってしまう、心の中に言葉が湧いて**くることにも反応して聞こえてくる。例えば、誰か男優を見たりすると、自分は結婚なんか考えていないのに「結婚できるかしら」と言葉になって出てくる（口で喋らないのが違うだけ）。そうすると、馬鹿にしたような笑い声や話し声が聞こえてくる。スーパーで買物をしていると「盗んでみようか」という言葉が浮かんでくる。どこへ行っても反応するし（見ず知らずの人や子供までも）、そのために就職できないで、週2回の塾講師がやっとである。

スライド23

それらは逐一書き取ることができるほどに言語的に極めて明瞭であるにもかかわらず、「聞こえる」とか「見える」とかという感覚性のニュアンスがまったくなく、またその内容も患者の与り知らないものであるということでした。

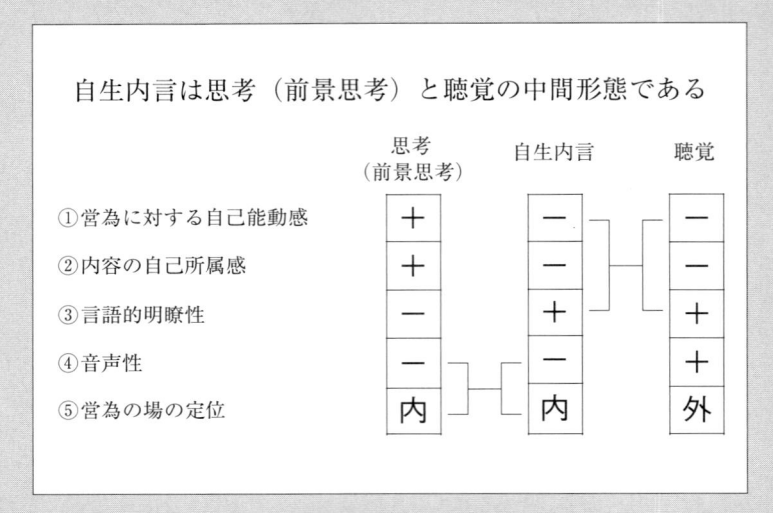

自生内言は思考（前景思考）と聴覚の中間形態である

	思考 （前景思考）	自生内言	聴覚
①営為に対する自己能動感	＋	－	－
②内容の自己所属感	＋	－	－
③言語的明瞭性	－	＋	＋
④音声性	－	－	＋
⑤営為の場の定位	内	内	外

スライド24

スライド24

　さて、この自生内言という症状の理解にあたって最初に私が気付きましたのは、これは思考、この思考は通常我々が思考と呼んでいるものですが後に述べる背景思考と区別するために、ここでは前景思考と呼んでおきますが、この前景思考と聴覚（この場合の聴覚とは、「聴く listen to」ではなく、「聞こえる hear」であり、後者が圧倒的に多いことは説明も要さないと思います）の中間形態であるということでした。それというのも、前景思考と聴覚とは、①営為に対する自己能動感、②内容の自己所属感、③言語的明瞭性、④音声性、⑤営為の場の定位の5属性においてまったく反対の性質を有していますが、スライド24に示しましたように、④の音声性と⑤の営為の場の定位の2属性に関しては自生内言は思考と同じであり、逆に①の営為に対する自己能動感、②の内容の自己所属感、③の言語的明瞭性の3属性に関しては自生内言は聴覚と同じであったからです。

自生内言は〈背景思考の聴覚化〉の一移行形態である

	前景思考	自生思考 (背景思考)	自生内言	幻声 (聴覚)
①営為に対する自己能動感	＋	－	－	－
②内容の自己所属感	＋	＋	－	－
③言語的明瞭性	－	－ →	＋ →	＋
④音声性	－	－	－	＋
⑤営為の場の定位	内	内	内	外

スライド 25

スライド25

　いま述べました「自生内言は思考（前景思考）と聴覚の中間形態である」という理解は静態的staticなものですが、ある時私は、そうではなく自生内言は思考が順次聴覚の属性を帯びていく、すなわち思考が聴覚へと切り替わっていく移行形態の1つではないかという動態的dynamicな理解を着想するに至りました。この着想に至った瞬間のことを記した既出論文の一節を読み上げますが、「確か1985年の1月か2月か、冬の寒い季節だったと記憶していますが、転機は前橋から当時住んでおりました大宮へ帰る高崎線の各駅電車の中で起きました。夜の10時も過ぎた上りの各駅電車ですから車内には数人の乗客だけで、私は上着を取ってネクタイを外し、靴も靴下も脱いで前の座席に脚を投げ出し、駅で買った缶ビールを飲みながら、ゴトンゴトンという単調なレール音を聞きながら、わずかな灯火しか見えない暗い車窓をぼんやりと眺めておりました。そうした感覚遮断的状況とアルコールによる覚醒レベルの低下がそれを促したのだと思いますが、ある瞬間に『自生内言は自生思考と幻聴の、いや思考と聴覚の中間形態ではなく、思考が順次聴覚の属性を帯びていく、ないし思考が聴覚へと切り替わっていく移行形態だ！』という考えが、まさに自生思考的、自生内言的に閃いたのでした。それは自生内言の理解が静態的なものから一気に動態的なものに変化した瞬間、また広く統合失調症の症候学を考察する私の方法が帰納的に記述することから演繹的に予測する方法へと変化した瞬間でした。持っていた大封筒の裏に、大急ぎで思考の属性を1つ変え、また1つ変えとして

自生内言は〈背景思考の聴覚化〉の一移行形態である

	前景思考	自生思考 (背景思考)	自生内言	幻声 (聴覚)
①営為に対する自己能動感	＋	－	－	－
②内容の自己所属感	＋	＋	－	－
③言語的明瞭性	－	－→	＋→	＋
④音声性	－	－	－	＋
⑤営為の場の定位	内	内	内	外

スライド25

いって、大宮駅に着いた段階ではのちに私が『背景思考の聴覚化』論文で示した図の原図が出来上がっておりました。この原図では聴覚属性を帯びていく原基は営為に対する自己能動感がある、思考ないし前景思考であるとしていたのですが、のちにその原基は自己能動感のない背景思考であると改めました。これはフランスで言うところの内的思考であって、西丸四方先生の『背景的体験の前景化』論に教えられたものでした」。以上記しました、自生内言をどう理解するかという観点から導かれた〈背景思考の聴覚化〉論を、その出発点である自生内言に焦点をしぼって図示しましたのがスライド25で、聴覚へと移行していく原基は、営為に対する自己能動感のある前景思考ではなく、それが元々ない背景思考であり、その背景思考が意識化されたものが自生思考という症状なのですが、その自生思考から内容の自己所属感が（＋）から（－）へ、言語的明瞭性が（－）から（＋）へと転じたものが自生内言であり、その自生内言から音声性が（－）から（＋）へ、営為の場の定位が（内）から（外）へと転じたものが属性という点では聴覚と同一である幻声であるということです。

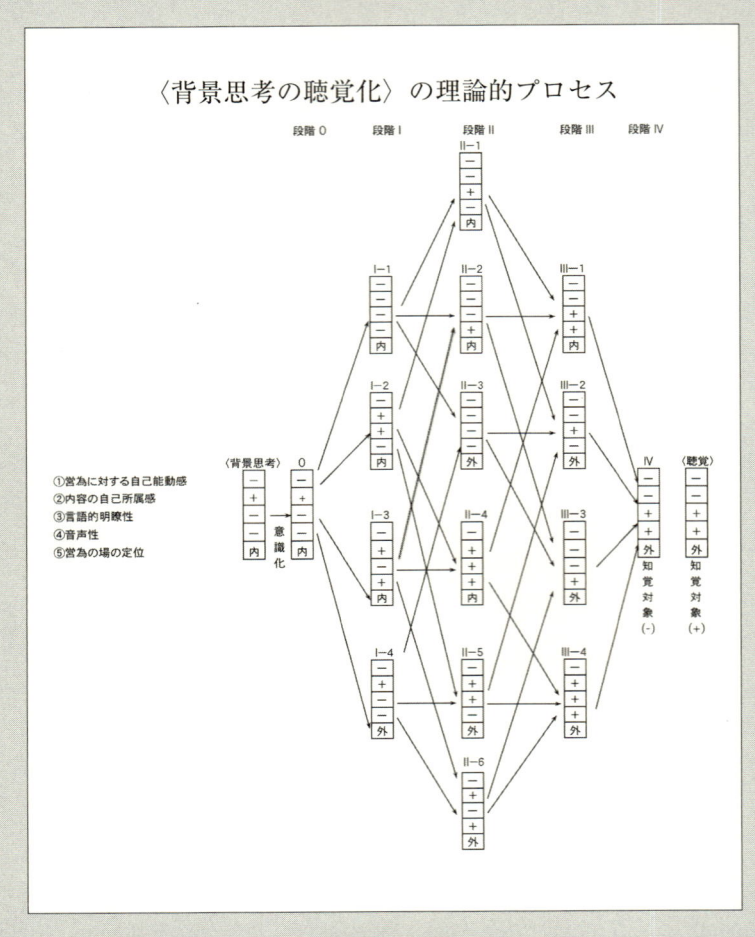

スライド 26

スライド26

　自生内言は一移行形態にすぎませんが、〈背景思考の聴覚化〉の全貌を次の2枚のスライドでお示しいたします。このスライド26は「〈背景思考の聴覚化〉の理論的プロセス」を示したもので、営為に対する自己能動感は聴覚化を受ける原基である背景思考も、最終形態である、聴覚と同一の属性を有する幻声もいずれも（-）ですから、属性変化を蒙るのは内容の自己所属感以下の4属性であって、それらが1つずつ順次、背景思考の属性が聴覚の属性へと転じていくことになります。属性が1つ変わるのを段階Ⅰ、2つ変わるのを段階Ⅱ、3つ変わるのを段階Ⅲ、4つ変わるのを段階Ⅳとし、それにもともと意識下にある背景思考が意識化されただけの段階0も加えますと、ここには5段階16種の現象形態が想定されることになります。

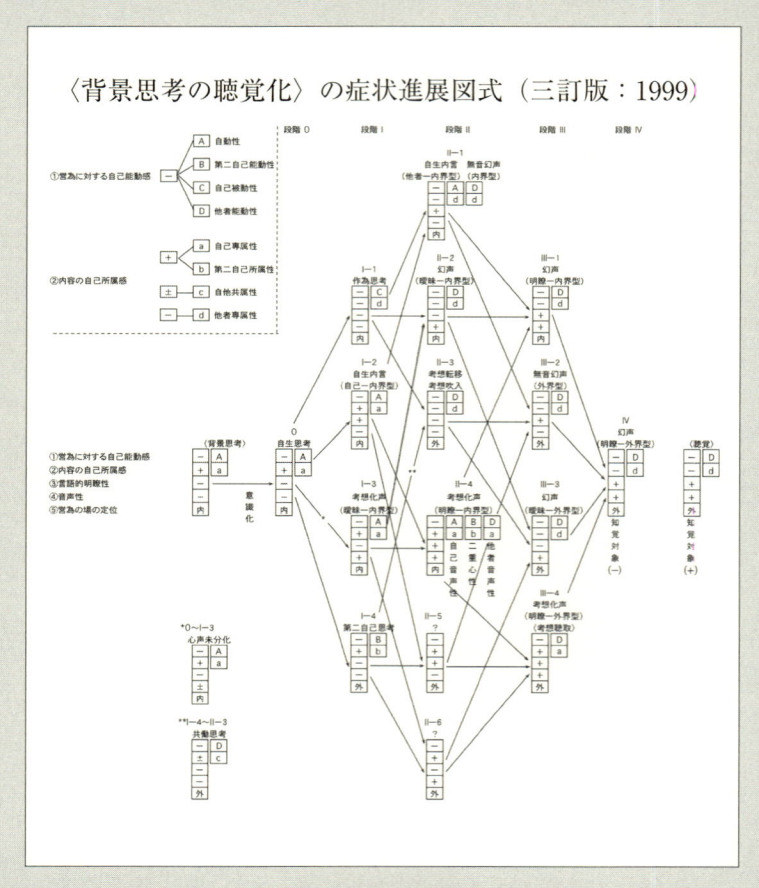

スライド27

スライド27

 さて、演繹的に想定された、こうした5段階16種の現象形態に合致する統合失調症症状が実際に存在するか否かを検討したものがこのスライド27です。この、言うならば実在証明は〈背景思考の聴覚化〉論の正否を決するものでして、というのは、もしも現象形態に合致する症状がほとんどないとなるならば、この〈背景思考の聴覚化〉論は机上の空論にすぎないものとなってしまうからです。お見せしているスライド27は1999年改訂の三訂版の「〈背景思考の聴覚化〉の症状進展図式」ですが、想定された16種の現象形態のうち14種に、加えて中間段階と判断される2種に実際に統合失調症症状があることが確認され、よってこの〈背景思考の聴覚化〉という症状形成機序があり得ることが証明されました。

 しかし、完成したと思っていたこの三訂版にじつは重大な誤りが潜んでいることが後に判明いたしました。それというのは、先ほどらい述べてきましたように、この〈背景思考の聴覚化〉論はある患者が述べた「心の中に言葉が湧いてくる」という訴えの症候学的解析に始まったものなのですが、患者自身がこの訴えを「心の中で自然にぺらぺらと喋ってしまう」とも述べていますように、その症状は言語運動性、より一般的には遠心性efferentの症状であって、言語知覚性、より一般的には求心性afferentの症状である幻声へとは繋がっていくべくもない症状であったからです。このことが気付かれましたのは、次に述べる〈背景思考の発語化〉論の検討の中でのことでしたが、スライド27において各々の現象形態に合致するものとして掲げた

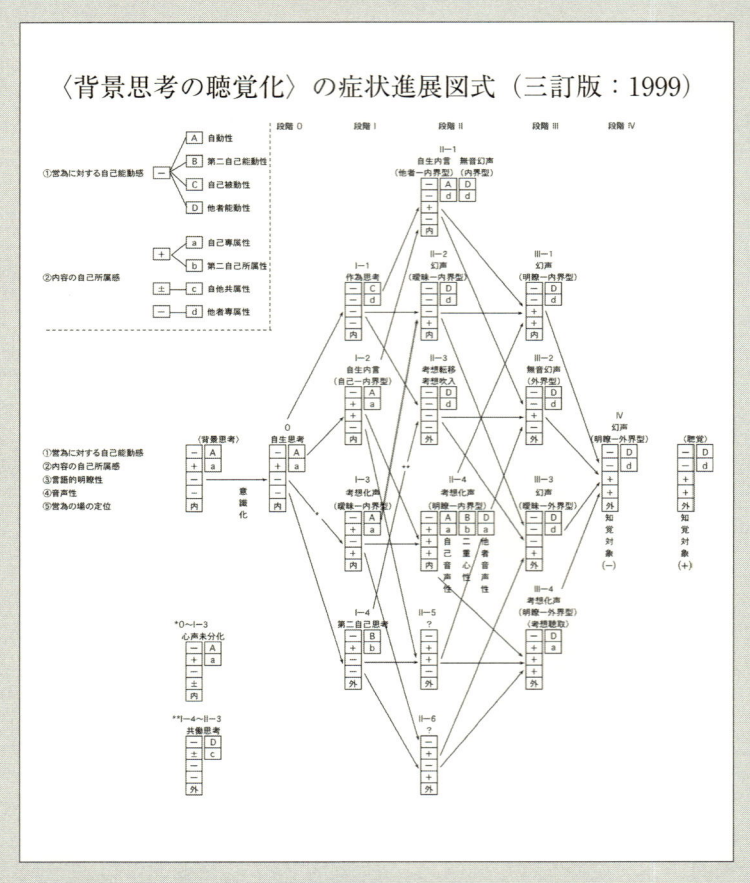

スライド27

諸症状を改めて見直してみると、そのうちの3種、すなわちⅠ-2:自生内言（自己-内界型）とⅡ-1の自生内言（他者-内界型）、これが出発点となった自生内言ですが、さらに加えてⅡ-4:考想化声（明瞭-内界型）の内の自己音声性のもの、これは具体的には「思っていることを頭の中で喋ってしまう」という陳述であって運動性考想化声と呼ぶべきものでしたが、これらが言語運動性のものであると判明いたしました。

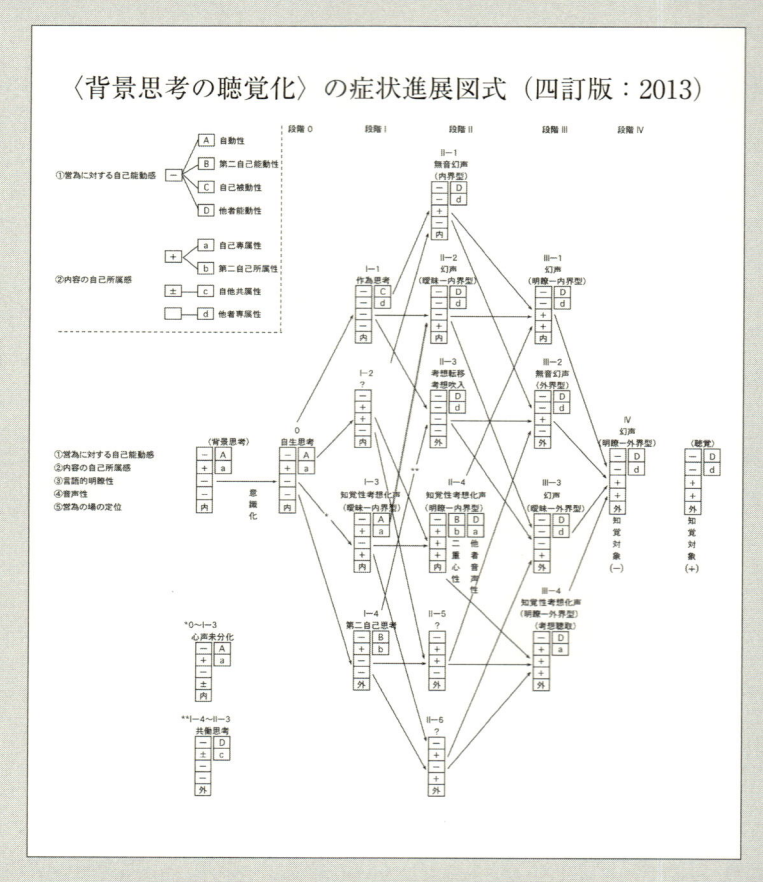

スライド28

スライド28

　ということで、いま述べました3種の言語運動性の症状を除外し、またこれも〈背景思考の発語化〉論の中で気付かれたことですが、Ⅰ-3、Ⅱ-4の内の二重心性のものと他者音声性のもの、Ⅲ-4の、たんに考想化声と呼んでいた症状は、「自分の考えが声になって聞こえる」というように「聞こえる」と述べられますので知覚性であり、よって正確には知覚性考想化声と呼ぶべきでしたのでそのように訂正して図示したものが、スライド28に示しました「〈背景思考の聴覚化〉の症状進展図式（四訂版：2013）」です。ここにおいて、元々想定されていた16種の現象形態のうち、なお13種が言語知覚性、求心性の統合失調症症状として実在することが再確認され、この〈背景思考の聴覚化〉論は統合失調症の症状形成機序として十分にありうるものと改めて判断されることとなりました。私はその出発点において誤りを犯しました。しかし、敢えて抗弁すれば、その誤り、誤謬が〈背景思考の聴覚化〉という、統合失調症における主要な症状形成機序の発見をもたらしたものと思います。

補遺：いわゆる自我障害の症状形成機序

　ところで、スライド28において各々の現象形態に合致した症状名を詳しく見てみますと、ある、重要で意外な事実に気付かされます。それは、現象形態名の0に始まり、最終のⅣに至るまでの症状名の推移において、おおよそのところ、自生思考（0）という、旧来の要素心理学的精神症候学においては思考障

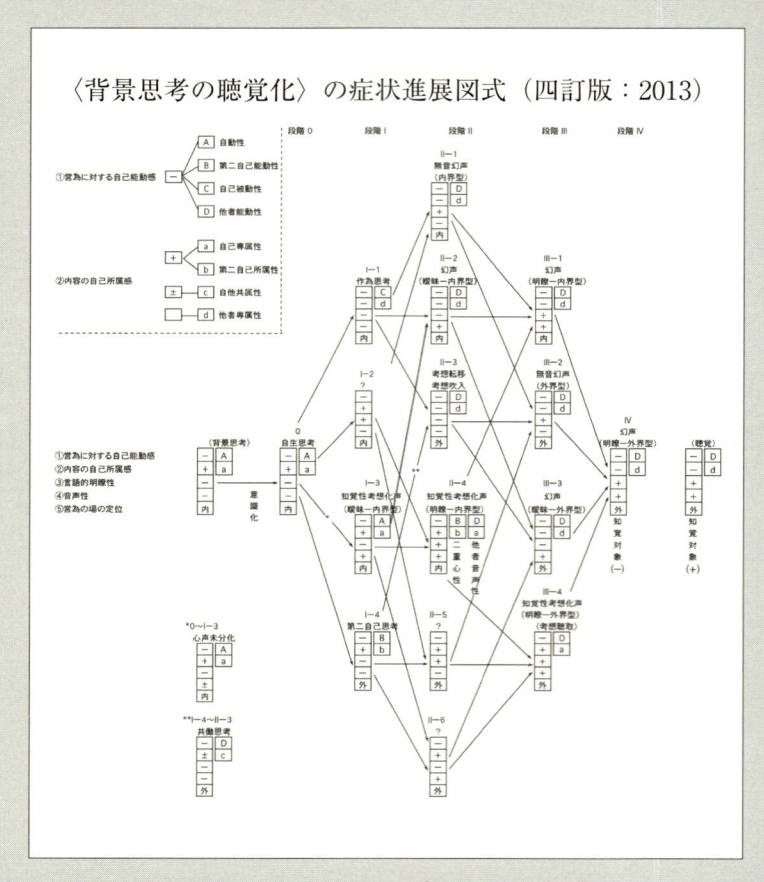

スライド28

害に分類される症状と、幻声（Ⅱ-2、Ⅲ-1、Ⅲ-3、Ⅳ）や知覚性考想化声（Ⅰ-3、Ⅱ-4、Ⅲ-4）など、知覚障害に分類される症状との間に、作為思考（Ⅰ-1）や共働思考（考想伝播に関するイギリスのFish, F.の理解）（Ⅰ-4〜Ⅱ-3）、考想転移・考想吹入（Ⅱ-3）という、いわゆる自我障害に分類される症状が認められることです。幻声の形成機序と考えていた、この〈背景思考の聴覚化〉論において、自我障害と見なされてきていた症状が出現してきたことは私には大きな驚きでした。

　ということで、ここで話は極期症状の1つとしてあげた自我障害の症状形成機序の議論に移ります。ご存知のように、Jaspers, K.によれば「自我が自己自身をいかに意識するかwie das Ich seiner selbst bewußt ist」と定義される自我意識は対象意識に対立するものとして別扱いされ、自己能動性、自己単一性、自己同一性、自他の区別の4つがその標識とされています。そして、統合失調症においてはこれらのうち、主として自己能動性が障害されるとされ、それが自我障害と称されてきたわけです。我々精神病理学徒の大先達のお一人である島崎敏樹先生の論文集、これは島崎先生の没後、ご令兄の西丸四方先生が編まれたものですが、その題名『人格の病』は岩波書店の雑誌「思想」に連載された同名の論文にしたがって付けられたもので、その大元は主著である「精神分裂病における人格の自律性の意識の障碍」論文にあると思われます。ここに自律性とは自己能動性のことであり、また人格とはcharacter、personalityをさしているのではなく、自我をさしたものであって、したがって言い換えるならば、先の論文集の題名は『自我の病』

であり、主著のタイトルは「精神分裂病における自我の自己能動性の意識の障碍」なのであって、ここにも統合失調症において障害されるものは自己能動性であることが示されているわけです。そして、少なくともドイツ語圏の精神医学、その中にはかつてのわが国の精神医学も含まれますが、そこにおいては統合失調症とは自我障害を本質とするという考え方は自明のこととされてきたわけです。しかし私は、自我意識を対象意識とは別扱いし、いわば特別のものとする考え、ならびに自我意識の異常をもって自我の障害とし、それこそが統合失調症の本質であるという考えには、長年疑問を抱いてきておりました。そこで、先に述べましたように〈背景思考の聴覚化〉の症状形成過程の中間段階に自我障害に分類される諸症状が見出されたことが契機となって、私は長年のこの疑問の解明に取り組むことにいたしました。

Jaspers, K. の言う対象化と中安の言う対象化の違い

中安の言う対象化においては、主体：S は営為主体ないし客我：S_1 と体験主体ないし主我：S_2 とに分けて記載してある。

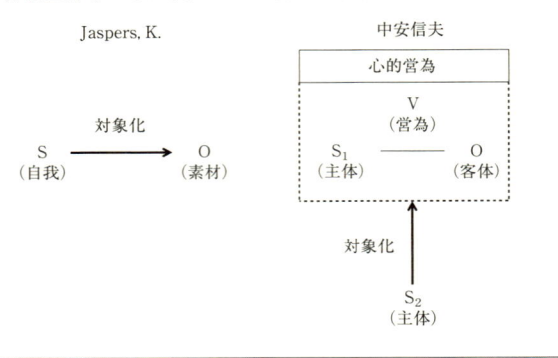

Jaspers, K.　　　　　　　　中安信夫

S（自我） →[対象化]→ O（素材）

心的営為：
V（営為）
S_1（主体） ── O（客体）
↑ 対象化
S_2（主体）

スライド29

自我意識 vs. 対象意識

対象化の矛先が、心的営為のうち主体Sに向かう時に成立するのがいわゆる自我意識であり、客体Oに向かう時に成立するのがいわゆる対象意識である。

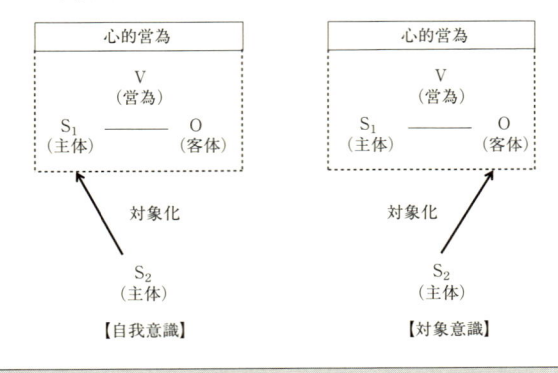

【自我意識】
心的営為：V（営為）、S_1（主体） ── O（客体）
対象化の矢印は S_2（主体）から S_1 へ。

【対象意識】
心的営為：V（営為）、S_1（主体） ── O（客体）
対象化の矢印は S_2（主体）から O へ。

スライド30

スライド 29
スライド 30

　疑問解明の出発点は「自分の眼が自我のアナローグとなる」というきわめて単純な着想でした。先ほど、「自我が自己自身をいかに意識するか」というJaspersによる自我意識の定義を述べましたが、ここに「自我 das Ich」と「自己自身 seiner selbst」という言葉の使い分けがされていますが、要は意識する主体も意識される客体も同一であるということです。そして、この「意識する主体も意識される客体も同一」という点では、それは自分の眼が自分の眼を見ることに譬えられるのです。「意識」という曖昧な言葉を避けて、ここでは「観察」という言葉を用いますが、自我の場合も自分の眼の場合もそれを観察しようとすると、観察主体が即、被観察客体であり、被観察客体が即、観察主体となります。こうした時に我々はどうするのかといいますと、自分の眼を取り上げますと、我々は例えば鏡を見ます。そして、そのことによって初めて自分の眼が自分の眼を観察することが出来るのです。ただし、ここで忘れてはならないことは、観察された眼というものは、眼そのもの、すなわち実体ではなく、鏡に映し出された、言い換えれば鏡という媒介手段によって対象化された虚像であるということです。私は同じことが自我の場合にも当てはまろうと考えました。すなわち、被観察客体である、Jaspers言うところの「自己自身」もまた実体ではなく、なんらかの媒介手段によって対象化された自我の虚像であるということです。いま私は「対象化された自我」と述べましたが、それはとりもなおさず、いわゆる自我

Jaspers, K. の言う対象化と中安の言う対象化の違い

中安の言う対象化においては、主体：Sは営為主体ないし客我：S_1と体験主体ないし主我：S_2とに分けて記載してある。

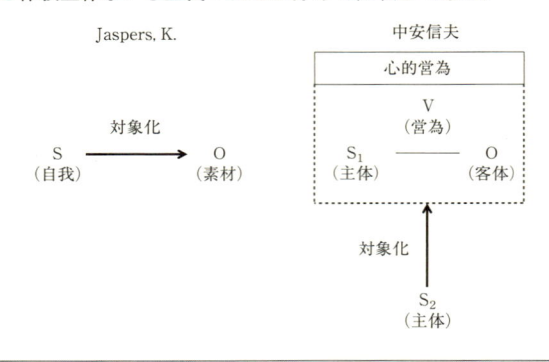

Jaspers, K.

S （自我） →（対象化）→ O （素材）

中安信夫

```
┌─────心的営為─────┐
│        V         │
│      （営為）     │
│ S₁ ─────── O    │
│（主体）    （客体）│
└─────────────────┘
```
↑ 対象化
S_2
（主体）

スライド29

自我意識 vs. 対象意識

対象化の矛先が、心的営為のうち主体Sに向かう時に成立するのがいわゆる自我意識であり、客体Oに向かう時に成立するのがいわゆる対象意識である。

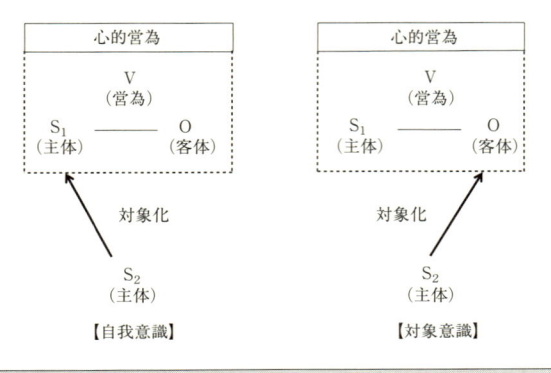

```
┌─────心的営為─────┐
│        V         │
│      （営為）     │
│ S₁ ─────── O    │
│（主体）    （客体）│
└─────────────────┘
```
↑ 対象化
S_2
（主体）

【自我意識】

```
┌─────心的営為─────┐
│        V         │
│      （営為）     │
│ S₁ ─────── O    │
│（主体）    （客体）│
└─────────────────┘
```
↑ 対象化
S_2
（主体）

【対象意識】

スライド30

3. 他の症状形成機序に対する状況意味失認-内因反応仮説の適用 95

意識なるものが対象意識であることを示しています。そして、そうした対象意識を生じるところの「なんらかの媒介手段」とは何か。私はこれを心的営為と考えましたが、これを象徴的に示しているのが、かの有名なデカルトの「我思う、故に我あり (Cogito ergo sum)」という言葉です。その発言の意図、あるいはその哲学的省察はいざ知らず、私にはこの言葉は自我意識の成立の有りようをよく示していると思えました。というのは、その言葉は、「我あり」という自我意識が成立するためには、その前提として「我思う」という心的営為が必要とされると解釈できるからです。以上述べましたことが、自我障害の症状形成機序を考える出発点となった着想ですが、このことを前提として私は次のように考えました。

　では、スライド29をご覧ください。Jaspersによれば対象意識の成立には自我から素材に向かう対象化という志向的作用が必要であるとされています。しかし、私は、対象化の素材はJaspersの論じたようないわゆる対象意識の素材ではなく、主体 (S) と客体 (O) とが営為 (V) で結びつけられた心的営為 (S-V-O) の総体であり、スライド30に示しましたようにそれへの対象化の矛先が主体Sに向かう時に成立するのがいわゆる自我意識であり、矛先が客体Oに向かう時に成立するのがいわゆる対象意識であって、両者はともに広い意味での対象意識であると考えました。言葉を変えれば、いわゆる自我意識とは対象化された主体の意識であって、それもまた1つの対象意識にすぎないということです。このことを考えますと、旧来、自我意識の異常と言われてきたものも1つの対象意識の異常に

Jaspers, K. の言う対象化と中安の言う対象化の違い

中安の言う対象化においては、主体：S は営為主体ないし客我：S_1 と体験主体ないし主我：S_2 とに分けて記載してある。

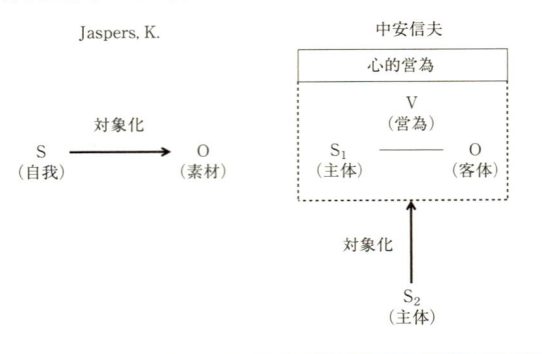

Jaspers, K.

$$S \xrightarrow{対象化} O$$
（自我）　　　（素材）

中安信夫

```
┌─────────────────┐
│     心的営為     │
│        V         │
│      （営為）     │
│  S₁ ─── O       │
│ （主体）（客体）  │
└─────────────────┘
         ↑ 対象化
        S₂
      （主体）
```

スライド29

自我意識 vs. 対象意識

対象化の矛先が、心的営為のうち主体Sに向かう時に成立するのがいわゆる自我意識であり、客体Oに向かう時に成立するのがいわゆる対象意識である。

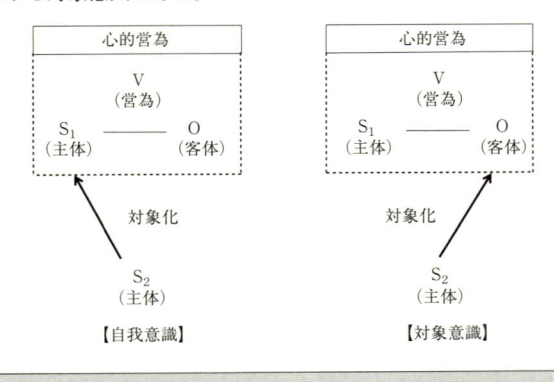

【自我意識】　　　　　【対象意識】

スライド30

すぎないのであって、それを自我障害、すなわち自我が障害されていると考えることは、仮象に欺かれた誤謬であるということになります。1つの例をあげますが、自我障害とされてきた症状の代表例である「させられ（作為）体験」、この症状名は患者自身が「～させられる」と述べることをもって症状名とされたとのことですが、この「～させられる」をそのままに受け取るならば、患者は自己被動化の状態にあって自己能動性が障害されている、まさしく自我障害であるということになるのですが、この体験を理解するにあたって忘れてはならないことは、この「～させられる」ということを患者自身が自発的に、すなわち自己能動的に述べていることです。この陳述可能性を考えるならば、患者の自己能動性は少なくとも完全には失われていない。いや、先に述べましたように、自我意識の異常も1つの対象意識の異常であることを考えるならば、自己能動性は「少なくとも完全には失われていない」ではなく、「完全に保たれている」と考えるべきでしょう。「～させられる」という陳述のおどろおどろしさに圧倒されて、それを「させられ体験」と命名し、障害は自我そのものにあると考えた旧来の理解は、まさに我々が症状に欺かれたものだと思います。これまで述べてきました考えからは、正確にはそれは「させられ体験」ではなく、「させられ感体験」と呼ばれるべきだと思います。

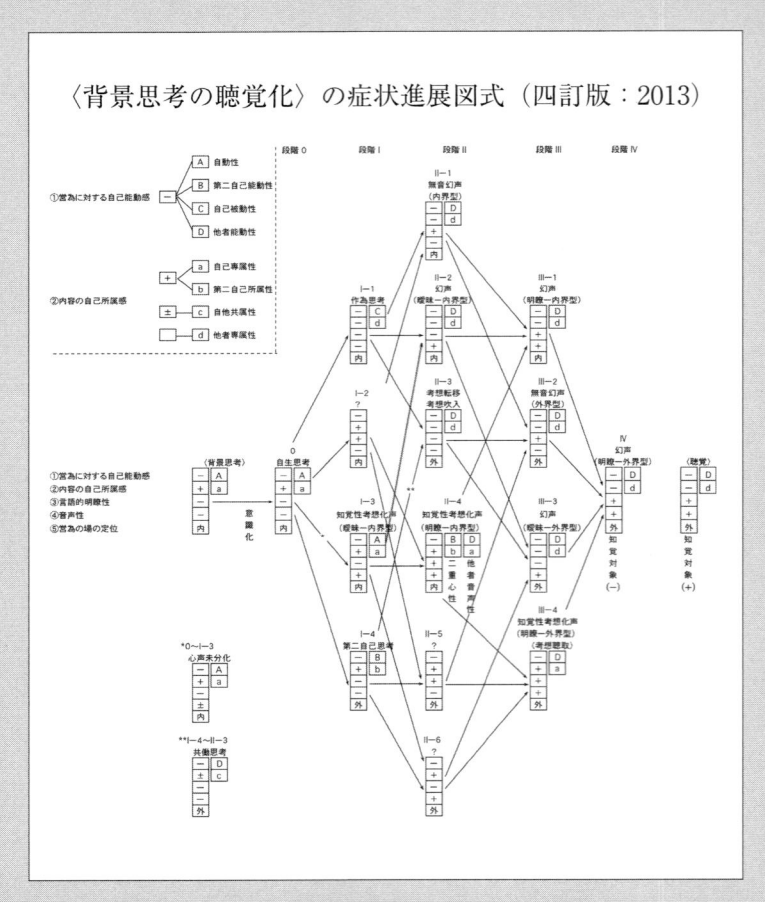

スライド 31

スライド31

　さて、ここで先ほどスライド28でお示しした「〈背景思考の聴覚化〉の症状進展図式（四訂版：2013）」を改めてスライド31としてお示しします。ですが、ここで注目していただきたいのは図の左上の点線で囲んだ部分です。〈背景思考の聴覚化〉論を構想した際に、私は背景思考の属性が順次聴覚の属性へと転じていく、すなわち聴覚化していく過程を、②の内容の自己所属感については有るから無いへ：（+）→（-）、③の言語的明瞭性と④の音声性については無いから有るへ：（-）→（+）、⑤の営為の場の定位については精神内界から外界へ：（内）→（外）と転じていく、その転じ方の組み合わせで5段階16種の現象形態を想定し（①の営為に対する自己能動感はすべてにおいて無し（-））、それに合致する症状が実際に統合失調症症状として認められるか否かを検討して、最終的にスライド31が出来上がったのですが、各々の現象形態に合致すると同定しえた、スライド31にあげた諸症状を改めて見てみるならば、①の営為に対する自己能動感と②の内容の自己所属感については有るか無いかの単純な二分法ではその体験の内実が十分には表されていないことに気付きました。すなわち、①の営為に対する自己能動感については、それが無い（-）とは言っても自動性（A）、第二自己能動性（B）、自己被動性（C）、他者能動性（D）の4種があること、また②の内容の自己所属感については有る（+）場合にも自己専属性（a）と第二自己所属性（b）の2種があり、それ以外に有るとも無いとも（±）いえる自他共属性（c）、無し（-）である他者専属性（d）が

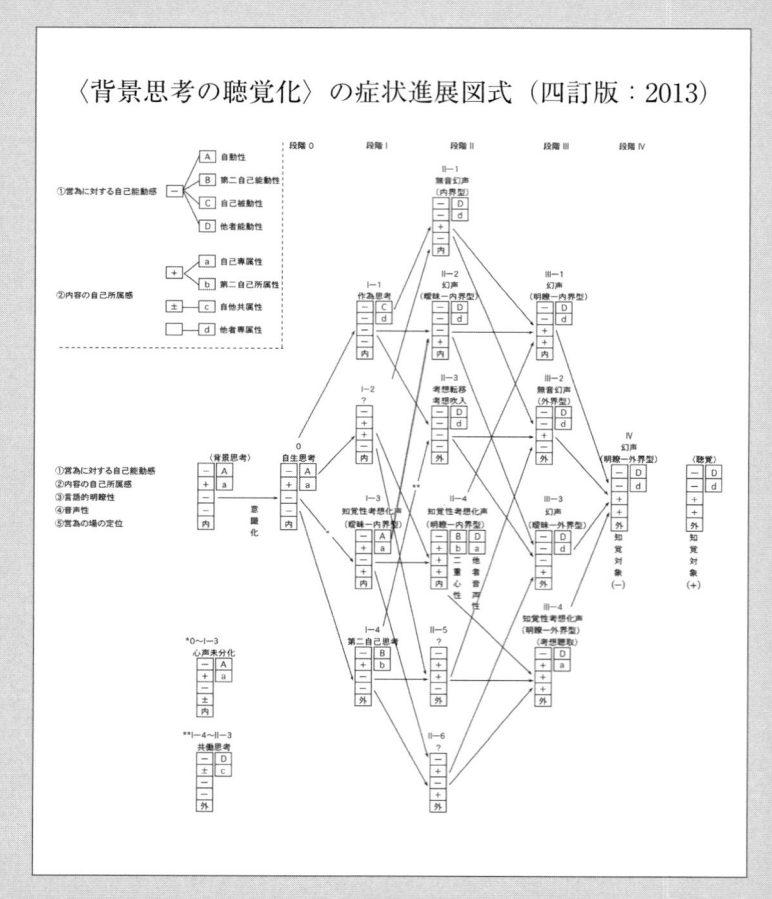

〈背景思考の聴覚化〉の症状進展図式（四訂版：2013）

スライド31

あることが判明いたしました。それらを同定された症状ごとに現象形態の右にA、B、C、D、およびa、b、c、dと付けることによって表しましたが、スライド31において矢印で示しました症状進展のいずれをとってみても、①の営為に対する自己能動感についてはA→B→C→Dと推移し、②の内容の自己所属感についてはa→b→c→dと推移していくことが判明しました。私は、このA、B、C、D、およびa、b、c、dの符号を、各々、他者性があらわになってくる順番に付けていたのですが、ということは、どの症状進展においてもその進展に応じて他者性があらわになってくるのです。

　いささか煩雑な議論をいたしましたが、ここでいま一度、先ほど述べた自我障害の話に戻ります。先ほど私は、「少なくともドイツ語圏の精神医学、その中にはかつてのわが国の精神医学も含まれますが、そこにおいては統合失調症とは自我障害を本質とするという考え方は自明のこととされてきた」、しかるに「自我意識の異常と言われてきたものも1つの対象意識の異常にすぎないのであって、それを自我障害、すなわち自我が障害されていると考えることは、仮象に欺かれた誤謬である」と述べておきましたが、この煩雑な議論もそのことに繋がるのです。というのは、わが国の精神病理学においては、自我障害をたんに自我障害とするだけでなく、一歩進めてその内実を「超越的他者の出現」と考えているからです。しかし、この煩雑な議論が示したものは、この「超越的他者の出現」とは、〈背景思考の聴覚化〉過程における、①の営為に対する自己能動感と②の内容の自己所属感の2属性の、細部に及ぶ属性変化、それ

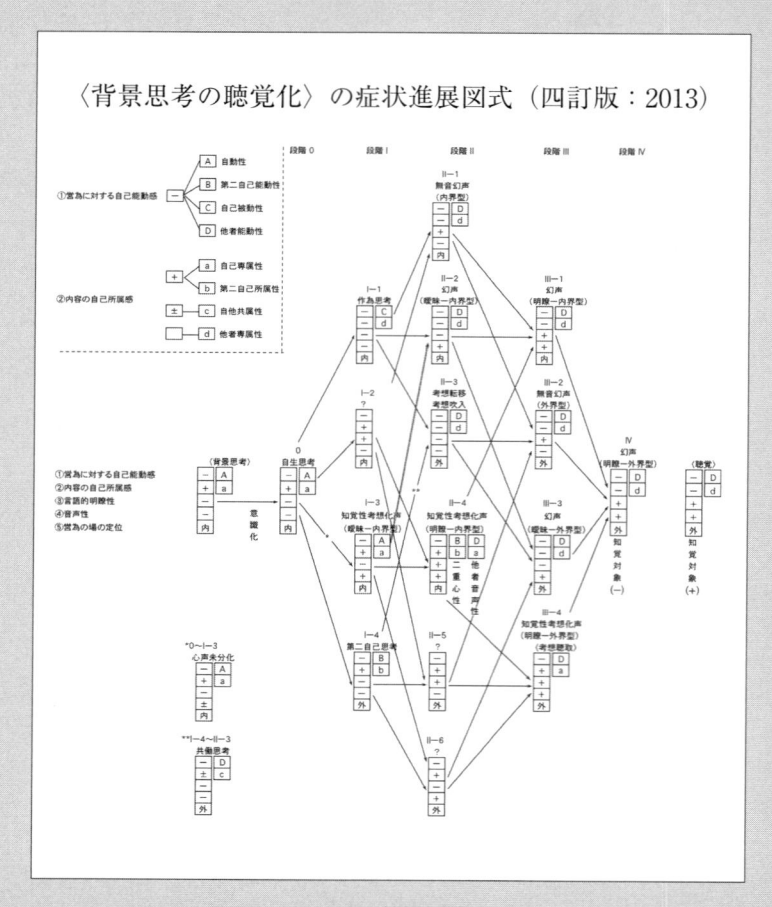

〈背景思考の聴覚化〉の症状進展図式（四訂版：2013）

スライド31

は先ほど述べましたように「どの症状進展においてもその進展に応じて他者性があらわになってくる」ということですが、そのことをそうとは知らずして、いわゆる自我意識の異常態にのみ注目して取り出しただけのものにすぎないということです。

　以上、自我意識とは対象化された自我の意識であって1つの対象意識にすぎず、したがって自我意識の異常をもって自我が障害されていると考えることはできないという原理的問題と、自我障害の内実とされる「超越的他者の出現」とは〈背景思考の聴覚化〉における属性変化にすぎないという実際的問題とを指摘し、私は自我障害の存在を否定するに至ったのです。

　「いわゆる自我障害の症状形成機序」を間に挟みましたが、元の議論に戻りますと、背景思考を原基として、要素心理学的分類によれば思考障害に分類される自生思考に始まり、作為思考や考想転移・考想吹入などの、いまやカギ括弧付きの「自我障害」を経て、最終的には知覚障害とされる幻声へと進展していく、すなわち要素心理学的分類を横断する、翻って言えば要素心理学的な症状分類を反古にする症状進展経路がこの〈背景思考の聴覚化〉という症状形成機序で説明できることが判明いたしました。

　これまで私が論じてきたことの中には、いまだ状況意味失認−内因反応仮説がこの〈背景思考の聴覚化〉論に適用可能であるということは述べられておりませんが、この点は次の〈背景思考の発語化〉論を述べた後で説明いたします。

関連自著文献

中安信夫:背景思考の聴覚化―幻声とその周辺症状をめぐって.内沼幸雄編:分裂病の精神病理 14. p.199-235,東京大学出版会,東京,1985.(中安信夫:増補改訂 分裂病症候学―記述現象学的記載から神経心理学的理解へ.星和書店,東京,2001 に所収)

中安信夫:「自我意識の異常」は自我の障害か―ダブルメッセージ性に着目して.土居健郎編:分裂病の精神病理 16. p.47-76,東京大学出版会,東京,1987.(中安信夫:増補改訂 分裂病症候学―記述現象学的記載から神経心理学的理解へ.星和書店,東京,2001 に所収)

中安信夫:内なる「非自我」と外なる「外敵」―分裂病症状に見られる「他者」の起源について.湯浅修一:分裂病の精神病理と治療 2. p.161-189,星和書店,東京,1989.(中安信夫:増補改訂 分裂病症候学―記述現象学的記載から神経心理学的理解へ.星和書店,東京,2001 に所収)

関由賀子,中安信夫:初期から極期への移行を観察しえた初期分裂病の 1 例―顕在発症予見の観点から.精神科治療学 14:487-496, 1999.

中安信夫:「思考、表象、幻覚―中安理論の批判的考察」(生田孝:臨床精神病理, 22:25-35,2001)に対する討論―「背景思考の聴覚化」補遺.臨床精神病理 23:265-274,2002.(中安信夫:続 統合失調症症候学―精神症候学の復権を求めて.星和書店,東京,2010 に所収)

中安信夫:初期統合失調症研究の 30 年―発想の原点を振り返りつつ.臨床精神病理 26:215-235, 2005.(中安信夫:続 統合失調症症候学―精神症候学の復権を求めて.星和書店,東京,2010 に所収)

中安信夫:序論 心的体験、精神症候、病態心理.中安信夫:体験を聴く・症候を読む・病態を解く―精神症候学の方法についての覚書.p.1-24,星和書店,東京,2008.

中安信夫:第 1 章 症候の進展と後退―症候は形を変える.中安信夫:体験を聴く・症候を読む・病態を解く―精神症候学の方法についての覚書.p.25-58,星和書店,東京,2008.

中安信夫:第 3 章 ダブルメッセージ性への着目―症候は人を欺く.中安信夫:体験を聴く・症候を読む・病態を解く―精神症候学の方法についての覚書.p.85-99,星和書店,東京,2008.

言語性精神運動幻覚
hallucination verbale psychomotrice（Séglas, J.：1888）

幻声に対する患者の自覚的応答とは別の、いま1つの独語のあり方（内言語が発語されるという、運動・影響性の強い仮性幻覚として報告）

第1段階：言語性運動感覚幻覚hallucination verbale kinesthétique
　　　　　（発声器官の動きを伴わないのに言語運動感覚はある）
↓
第2段階：完全言語性運動幻覚hallucination verbale motrice complète（発声器官の動きはあるものの言葉は発しない）
↓
第3段階：衝動的な独語implusion verbale
　　　　　（自分の意志によらず言葉が発せられる）

スライド32

2）背景思考の発語化

スライド 32

次に、第2の〈背景思考の発語化〉という症状形成機序の議論に入ります。

現代において注目されること少なく、いやそれ以上に忘れられてしまっている症状概念に、スライド32にありますフランスのSéglas, J.が1世紀以上も前の1888年に提唱した言語性精神運動幻覚 hallucination verbale psychomotrice があります。幻覚を「対象なき知覚」と定義づけたBall, B.以来、幻覚は知覚の異常と考えられがちですが、幻覚を「対象なき知覚」にあらずして「対象なき覚知」と理解するならば、運動性の「対象なき覚知」にも幻覚という用語の使用は許されるのであって、その代表的なものがこの言語性精神運動幻覚です。その発現の仕方は3段階に分けられ、第1段階が言語性運動感覚幻覚であり、この段階では発声器官の動きを伴わないのに言語運動感覚はあるわけで、まさに運動性幻覚と呼ぶのが相応しいものです。次いで第2段階が完全言語性運動幻覚であり、この段階は発声器官の動きはあるものの言葉は発しないもので、近年 subvocal speech として注目されています。そして最終形態である第3段階が衝動的な独語であって、自分の意志によらず言葉が発せられるものです。独語の多くは幻声に対する患者の応答、それも応答していることを患者自身が自覚しているものですが、こうした、患者自身の意志・自覚なしにまさに衝動的に発語が生

言語性精神運動幻覚
hallucination verbale psychomotrice（Séglas, J.：1888）

幻声に対する患者の自覚的応答とは別の、いま1つの独語のあり方（内言語が発語されるという、運動・影響性の強い仮性幻覚として報告）

第1段階：言語性運動感覚幻覚hallucination verbale kinesthétique
　　　　　（発声器官の動きを伴わないのに言語運動感覚はある）
↓
第2段階：完全言語性運動幻覚hallucination verbale complète（発声器官の動きはあるものの言葉は発しない）
↓
第3段階：衝動的な独語implusion verbale
　　　　　（自分の意志によらず言葉が発せられる）

スライド32

じる独語があることも忘れてはなりません。

【症例】34歳、女性、家婦
言語性精神運動幻覚に関する陳述
（下線部：衝動的な独語〈第3段階〉、ゴチック体：言語性運動感覚幻覚〈第1段階〉）

　X-1年6月、声が聞こえるようになってしばらくしてから、「(幻声と)同じような内容のことを無意識に口をついて喋ってしまい、喋ってから気づく」というようなことも出てきた。「自分じゃない人(幻声の声の主)が自分の口を借りて喋っている」ような感覚で、びっくりした。自分の意志で喋っているわけではない〈この頃、家族からは活発な独語が観察されている〉。

　X+1年4月〈第2回目の入院中、ECT 5回終了後〉、声が聞こえるというよりは、自分が喋っている。別に自分が考えて言っているわけではない。(言わされている感じ?)そうですね。それに自分も耳を傾けている感じ。外泊前に子供の幼稚園のことを考えていて、「だからお前は(方言で)あふぁーになっているんだろー」と独り言が出たので、'あ、明日先生に言わなきゃ'と思ったら、「そんなことは言わなくていい」とまた独り言が出てびっくりして不安になった。何が自分の考えなのか良くわからなくなってしまった。

　X+1年5月〈第2回目退院後〉、1回ご飯作る材料がなくて'どうしよう'と思った時、「お前〈方言で〉でーじあふぁーなってるなー」と口をついて出たことがあった。自分が考えていることが声になっているのか、よく分からなくて不安になる。

　最近よく頭の中でちょっと喋っちゃったりする。それが頭の中で聞こえる感じ。喋っているのは自分だけど、考えは自分の考えじゃない。声も自分の声です。(前は、他人の声で聞こえてきたよね?)そうです。(内容は前と同じ?)はい。(それは怖い?)はい、だからそうならないようにしています。自分じゃない自分と会話するのが怖い。

スライド33

スライド33

　この〈背景思考の発語化〉論を提唱したのは同僚の関ですが、関がこの論に気付くきっかけとなった症例をごく簡略に紹介します。スライド33にありますように、症例は34歳、女性の家婦でして診断は統合失調症です。言語性精神運動幻覚の陳述のみを抜粋してお見せしますが、下線部が第3段階の衝動的な独語、ゴチック体が第1段階の言語性運動感覚幻覚の陳述です。読み上げます。まず下線部の衝動的な独語ですが、「(幻声と)同じような内容のことを無意識に口をついて喋ってしまい、喋ってから気づく」、「『自分じゃない人(幻声の声の主)が自分の口を借りて喋っている』ような感覚で、びっくりした。自分の意志で喋っているわけではない」、「声が聞こえるというよりは、自分が喋っている。別に自分が考えて言っているわけではない」、「外泊前に子供の幼稚園のことを考えていて、『だからお前は(患者は沖縄出身の方ですが、その地の方言で)あふぁーになっているんだろー』と独り言が出たので、'あ、明日先生に言わなきゃ'と思ったら、『そんなことは言わなくていい』とまた独り言が出てびっくりして不安になった」、「1回ご飯作る材料がなくて'どうしよう'と思った時、『お前〈方言で〉でーじあふぁーなってるなー』と口をついて出たことがあった」などがその陳述です。次いでゴチック体の言語性運動感覚幻覚ですが、「**頭の中でちょっと喋っちゃったりする。それが頭の中で聞こえる感じ。喋っているのは自分だけど、考えは自分の考えじゃない。声も自分の声です。(前は、他人の声で聞こえてきたよね?)そうです。(内容は前と同じ?)はい**」

【症例】34歳、女性、家婦
言語性精神運動幻覚に関する陳述
（下線部：衝動的な独語〈第3段階〉、ゴチック体：言語性運動感覚幻覚〈第1段階〉）

　X-1年6月、声が聞こえるようになってしばらくしてから、「(幻声と)同じような内容のことを無意識に口をついて喋ってしまい、喋ってから気づく」というようなことも出てきた。「自分じゃない人(幻声の声の主)が自分の口を借りて喋っている」ような感覚で、びっくりした。自分の意志で喋っているわけではない〈この頃、家族からは活発な独語が観察されている〉。

　X+1年4月〈第2回目の入院中、ECT 5回終了後〉、**声が聞こえるというよりは、自分が喋っている。別に自分が考えて言っているわけではない。**(言わされている感じ？) そうですね。それに自分も耳を傾けている感じ。外泊前に子供の幼稚園のことを考えていて、「だからお前は(方言で)あふぁーになっているんだろー」と独り言が出たので、'あ、明日先生に言わなきゃ'と思ったら、「そんなことは言わなくていい」とまた独り言が出てびっくりして不安になった。何が自分の考えなのか良くわからなくなってしまった。

　X+1年5月〈第2回目退院後〉、1回ご飯作る材料がなくて'どうしよう'と思った時、「お前〈方言で〉でーじあふぁーなってるなー」と口をついて出たことがあった。自分が考えていることが声になっているのか、よく分からなくて不安になる。

　最近よく**頭の中でちょっと喋っちゃったりする。それが頭の中で聞こえる感じ。喋っているのは自分だけど、考えは自分の考えじゃない。声も自分の声です。**(前は、他人の声で聞こえてきたよね？) そうです。(内容は前と同じ？) はい。(それは怖い？) はい、だからそうならないようにしています。自分じゃない自分と会話するのが怖い。

スライド33

がその陳述です。

　ここで重要なのは、患者が衝動的な独語に関して「(幻声と)同じような内容のこと」、また言語性運動感覚幻覚に関して「(前は、他人の声で聞こえてきたよね?)そうです。(内容は前と同じ?)はい」と陳述していることですが、これらは言語性精神運動幻覚と幻声の内容が同一であることを患者が述べているところです。すでに先の〈背景思考の聴覚化〉論で述べましたように、幻声は言語知覚性の症状であるのに対し、言語性精神運動幻覚は言語運動性の症状であって、よってその性質が異なります。そこで関は、言語性精神運動幻覚は〈背景思考の聴覚化〉論では説明できず、言語知覚性―言語運動性という点で対極である〈背景思考の発語化〉仮説を着想したのでした。すなわち、この症例では背景思考という同一の原基に対して〈聴覚化〉と〈発語化〉という2つの異なる症状系列が同時的に生じ、それが同じ内容をもつ幻声と言語性精神運動幻覚との併存をもたらしたのであると考えたのでした。

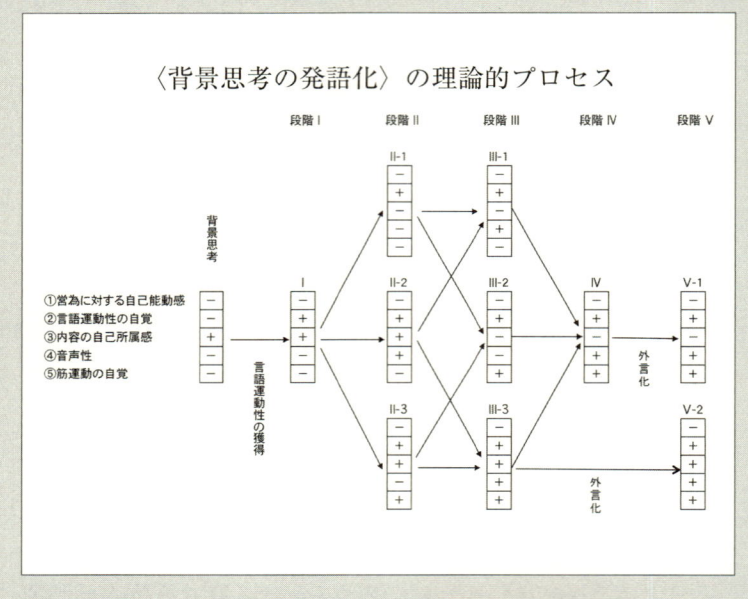

スライド 34

スライド34

　さて、それでは「〈背景思考の発語化〉の理論的プロセス」はどのように考えられるか。私どもは〈背景思考の聴覚化〉論と同様に、まずはいくつかの属性を定立し、各々の属性について有るか無いかの二分法によって、有り得べき現象形態を想定することにいたしました。スライド34に示しましたように、ここに5つの属性を定立いたしましたが、①は営為に対する自己能動感であり、それは自分がその営為を能動的に行っているという感覚です。②は言語運動性の自覚であり、それはあくまで内部空間に定位される「話している感覚」とでもいうべき運動表象の自覚です。③は内容の自己所属感であり、それは営為の結果与えられた内容が自分の考えであるということです。④は音声性であり、それは運動表象の結果として与えられるものが内部空間で自らの音声として自覚されているということですが、実際に語が発せられていないにもかかわらず、自らの声が音声となっていると患者自身に自覚されるためには、「自分の声が響く」とか「自分の声が聞こえる」などと陳述されることによって確認される必要があります。⑤は筋運動の自覚であり、それは発語に関する筋の運動感覚をさしています。

　さて、これら5属性の変化ですが、①の営為に対する自己能動感は、原基である背景思考はその定義から言って、また発語化の最終的症状と考えられる衝動的な独語も「無意識に口をついて喋ってしまい、喋ってから気づく」と陳述されているように、通常の発語とは異なり自らの意志で発語するのではないことが明らかであり、よってこの属性は最終形態に至るまで無し、

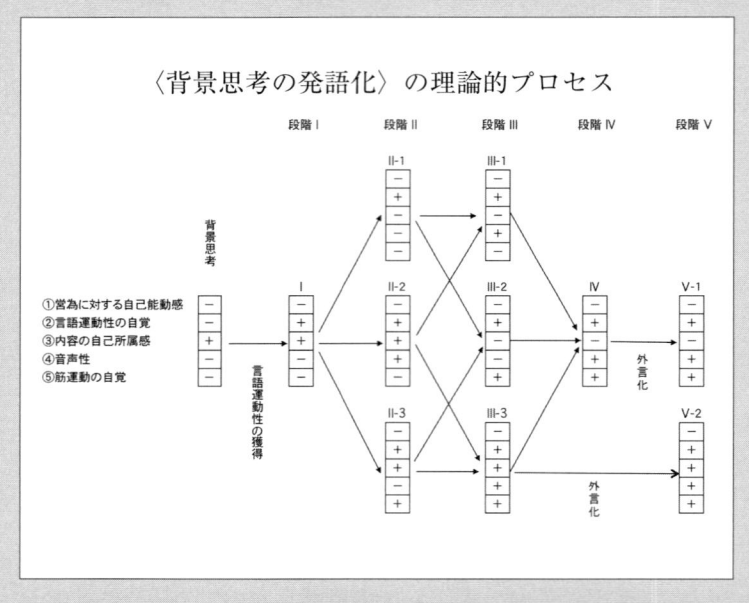

スライド34

すなわち（−）のまま変化しないと考えられます。よって、残りの4属性が変化すると考えられますが、私どもは4属性は等しく変化していくのではなく、まずは背景思考に言語運動性が付与されることが〈背景思考の発語化〉においては不可欠のことであると考え、変化の第Ⅰ段階においては②の言語運動性の自覚が無しから有りに、すなわち（−）から（＋）に転じると考えました。そして第Ⅱ段階以降においては残りの3属性、すなわ③の内容の自己所属感、④の音声性、⑤の筋運動の自覚が逐次的に変化していくことによって、ここに4段階8種の現象形態がまず想定されることとなりました。加えてⅢ-3およびⅣは②の言語運動性の自覚、④の音声性、⑤の筋運動の自覚の3属性が等しく（＋）であり、各々、属性に関しては同一の現象形態ながら実際に音声として発語される、すなわち外言化される場合もあり得る（Ⅲ-3に対応するものとしてⅤ-2、Ⅳに対応するものとしてⅤ-1）と考えられまして、結局のところ〈背景思考の発語化〉にはスライド34に示しましたように5段階10種の現象形態が想定されることとなりました。

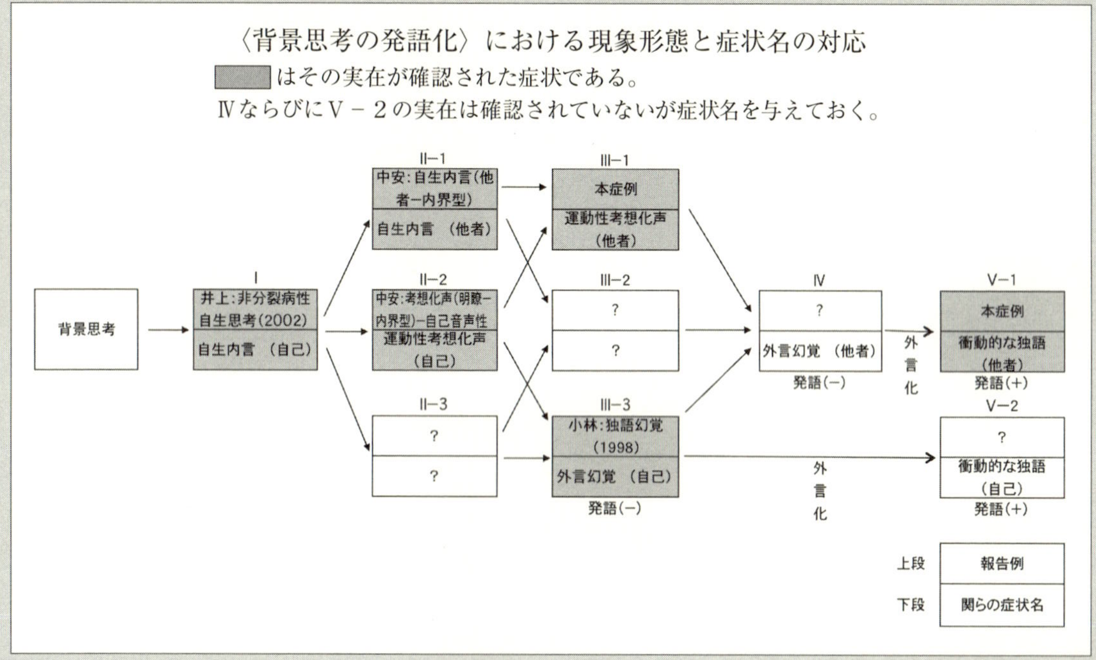

スライド35

スライド 35

　理論的に想定された10種の現象形態に対応する症状が実際にあるか否かを検討した結果がスライド35「〈背景思考の発語化〉における現象形態と症状名の対応」です。〈背景思考の聴覚化〉論の出発点となりました自生内言（他者-内界型）、これはその症状進展図式の三訂版（1999）から四訂版（2013）への改訂にあたって〈背景思考の聴覚化〉から除外されましたが、この〈背景思考の発語化〉論の中で、新たに自生内言（他者）としてⅡ-1にその位置を与えられることとなりました。その他の詳しい説明は省略いたしますが、上段がこれまでの報告例の著者とそこで与えられていた症状名であり、「本症例」としてあるのは先ほどの関の症例です。下段が関らが〈背景思考の発語化〉論に基づいて新たに与えた症状名です。網かけをして示しましたように10種のうち6種に対応する症状がこれまでに統合失調症の症例で報告されておりました。

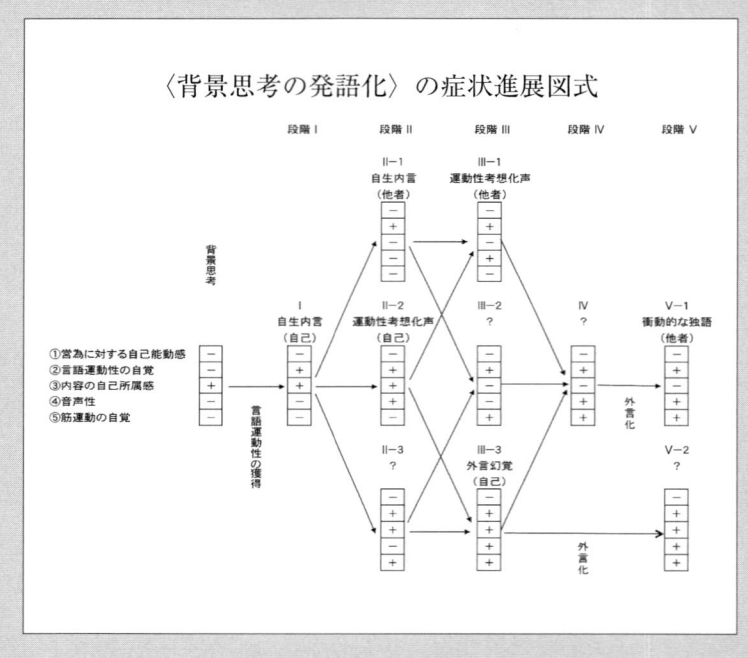

120

〈背景思考の発語化〉の症状進展図式

スライド36

郵便はがき

168-8790

料金受取人払郵便

杉並南支店承認

1548

差出有効期間
平成26年12月
1日まで

（切手をお貼りになる必要はございません）

（受取人）
東京都杉並区
上高井戸1—2—5

星和書店
愛読者カード係 行

書名　統合失調症の病態心理

ご住所（ a.ご勤務先　b.ご自宅 ）
〒

(フリガナ)

お名前　　　　　　　　　　　　　　　　　　（　　）歳

電話　　　　　　（　　　）

書名　**統合失調症の病態心理**

★本書についてのご意見・ご感想（質問はお控えください）

★今後どのような出版物を期待されますか

ご専門

所属学会

〈e-mail 〉

星和書店メールマガジンを
(http://www.seiwa-pb.co.jp/magazine/)
配信してもよろしいでしょうか　　　　　　　(a. 良い　　b. 良くない)

図書目録をお送りしても
よろしいでしょうか　　　　　　　　　　　　(a. 良い　　b. 良くない)

スライド36

　スライド36は、存在することが確かめられた6種の症状名を先ほどのスライド34の「〈背景思考の発語化〉の理論的プロセス」に重ね書きした「〈背景思考の発語化〉の症状進展図式」です。

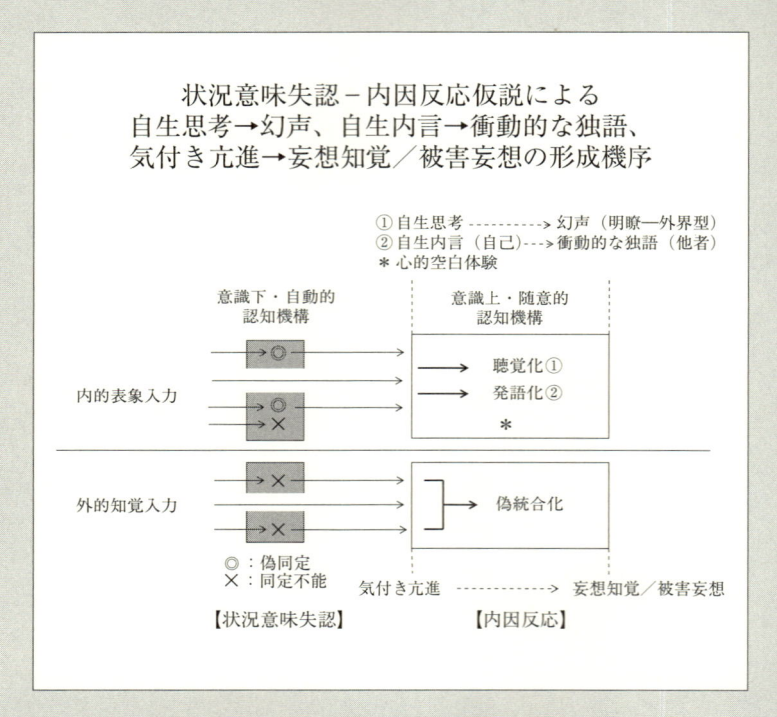

状況意味失認−内因反応仮説による
自生思考→幻声、自生内言→衝動的な独語、
気付き亢進→妄想知覚／被害妄想の形成機序

① 自生思考 ----------> 幻声（明瞭—外界型）
② 自生内言（自己）---> 衝動的な独語（他者）
＊心的空白体験

	意識下・自動的認知機構	意識上・随意的認知機構
内的表象入力	→ ◎ → → ◎ → → × →	→ 聴覚化① → 発語化② ＊
外的知覚入力	→ × → → × →	→ 偽統合化

◎：偽同定
×：同定不能

気付き亢進 ----------> 妄想知覚／被害妄想

【状況意味失認】　　　　【内因反応】

スライド37

スライド37

　さて、先の〈背景思考の聴覚化〉論において残しておいた課題、すなわち〈背景思考の聴覚化〉論に状況意味失認-内因反応仮説が適用可能かという設問ですが、これが可能だということを、いま述べました〈背景思考の発語化〉論も含めて一括して説明したいと思います。

　スライド37をご覧ください。この図の作成にあたっては、外的知覚入力の情報処理も、また内的表象入力の情報処理も、ともに同一の認知機構で行われるということが前提となっています。それというのも、我々自身の日常的経験、例えば我々が何かを考えようとする、あるいはまた何かを想い起こそうとする時には、いろんな物音や声が耳に入ってくる、またいろんな物が眼に飛び込んでくるような、要するに騒々しい場所ではそれは困難となり、静かな場所で、加えて眼を閉じるとそれらが一層容易になるという経験を考えてみればわかりますように、外的知覚入力と内的表象入力との間には競合が生じるのであって、それはとりもなおさず、両者の情報処理が同一の認知機構で行われていることを示しているからです。

　さて、図を横切る直線によって区分けされた下段が〈背景知覚の偽統合化〉論で述べたことでして、繰り返しますが意識下・自動的認知機構における状況意味認知の失調、すなわち状況意味失認によって外的知覚入力は同定不能に陥りますが、そうするとそれらの不特定・多岐・非脈絡な外的知覚入力群は次々と意識上・随意的認知機構へと転送されてまいります。この状態の自覚が気付き亢進という初期症状であり、次いでこれらの

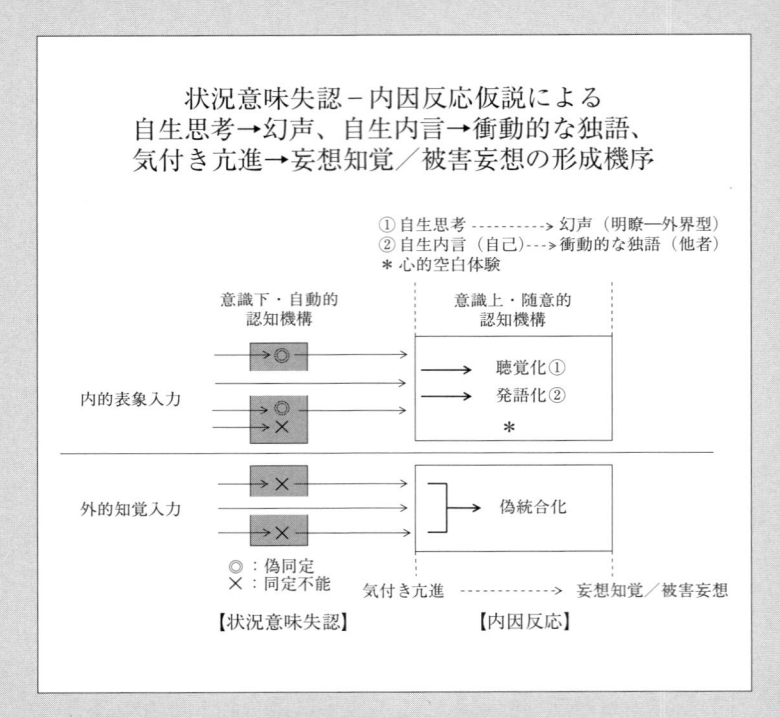

状況意味失認 − 内因反応仮説による
自生思考→幻声、自生内言→衝動的な独語、
気付き亢進→妄想知覚／被害妄想の形成機序

① 自生思考 ----------> 幻声（明瞭―外界型）
② 自生内言（自己）---> 衝動的な独語（他者）
＊心的空白体験

	意識下・自動的 認知機構	意識上・随意的 認知機構
内的表象入力	→◎→ →◎→ →×→	→ 聴覚化① → 発語化② ＊
外的知覚入力	→×→ →×→	→ 偽統合化

◎：偽同定
×：同定不能

気付き亢進 ------------> 妄想知覚／被害妄想

【状況意味失認】　　　　　【内因反応】

スライド 37

3. 他の症状形成機序に対する状況意味失認-内因反応仮説の適用　125

不特定・多岐・非脈絡な外的知覚入力群に対して偽統合化という内因反応が生じて最終的には妄想知覚／被害妄想という極期症状が形成されることになります。一方、図の上段が〈背景思考の聴覚化〉論や〈背景思考の発語化〉論を説明するものでして、〈背景知覚の偽統合化〉論と同じく意識下・自動的認知機構に生じた状況意味失認によって不特定・多岐・非脈絡な、この場合には内的表象入力群が意識上・随意的認知機構へと転送されてきて、これが自生思考もしくは自生内言（自己）を生じさせます。そしてその次に、先ほどらい縷々説明してきましたので繰り返しませんが、意識上・随意的認知機構では聴覚化あるいは発語化という内因反応が生じて、移行段階は省略しておりますが、最終的に幻声（明瞭-外界型）あるいは衝動的な独語（他者）が生じることになります。

　さて、ここで説明を要するのは、状況意味失認によって不特定・多岐・非脈絡な内的表象入力群が意識上へと転送されてくるのを、私は〈背景知覚の偽統合化〉論における同定不能のゆえではなく、偽りの同定、偽同定のゆえとしていることです。このことを御理解いただくために、私が〈背景思考の聴覚化〉論にふれて、1987年の「『自我意識の異常』は自我の障害か—ダブルメッセージ性に着目して」という論文の補遺として記した「状況意味失認-半球間過剰連絡症候群—分裂病症状の神経心理学的理解」という論説中のある一節を紹介します。読み上げます。「〈背景思考の聴覚化〉の病態機序は、同様の観点からは内的対象に対する状況意味失認（内的状況意味失認）と言いうるものであろう。筆者がこう論じるのは、繰り返してのべた

状況意味失認-内因反応仮説による
自生思考→幻声、自生内言→衝動的な独語、
気付き亢進→妄想知覚／被害妄想の形成機序

① 自生思考 ----------> 幻声（明瞭—外界型）
② 自生内言（自己）---> 衝動的な独語（他者）
＊心的空白体験

	意識下・自動的 認知機構	意識上・随意的 認知機構
内的表象入力	→◎→ →◎→ →×→	→ 聴覚化① → 発語化② 　＊
外的知覚入力	→×→ →×→	偽統合化

◎：偽同定
×：同定不能

気付き亢進 ----------> 妄想知覚／被害妄想

【状況意味失認】　　　【内因反応】

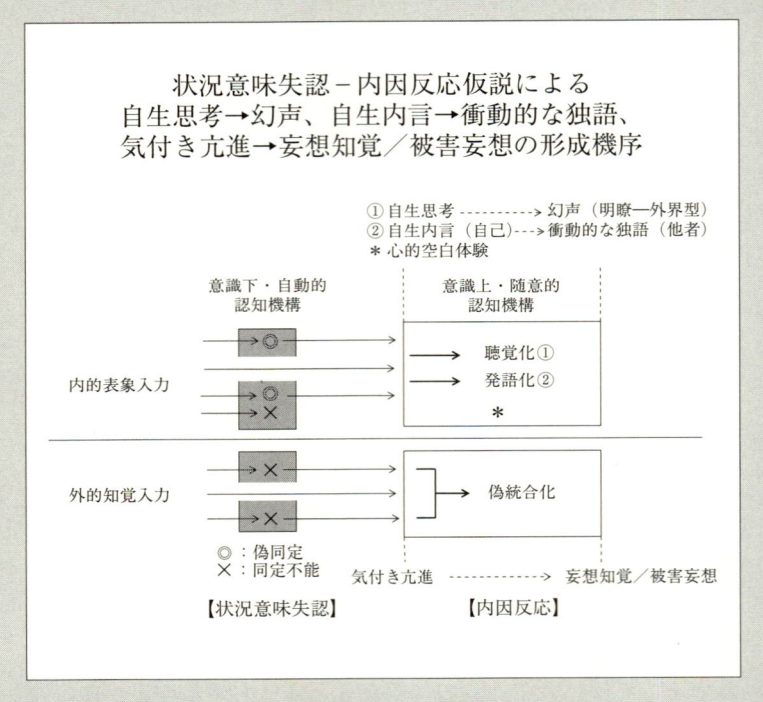

スライド 37

ように、思考にも意識下で自動的に作動する背景思考が存在するということが措定されているからである。簡単な例をあげよう。例えば、われわれがリンゴを眼にして『うまそうだなあ』と思うとか、あるいはかつて旅先で見たリンゴ畑を思い起こしたとしよう。その際、これらの思いや記憶は初めから意図されて生じたものであろうか。筆者は否と考える。リンゴを眼にして、実は意識下では『果実』、『赤い』、『球形』、『甘酸っぱい』など、リンゴの一般的属性やリンゴにまつわる種々の個人的エピソードが自動的に喚起されたに違いない。そして、それらは渾然一体をなして、その折の背景思考を成しているものと思われる。そして、意識されているといないとにかかわらず、主体がその際何を志向しているのかという内的状況(例えば、先の例では『空腹で何か食べたい』と思っていたとか、感傷的となって過ぎ去った日々を思い出すような心境にあったとか)に合致する1つの意味が、これまた自動的に選択されて意識化されるのだと思われる」。この一節で私が述べましたことは、リンゴを眼にして意識下で生じたさまざまな内的表象群の内から、「空腹で何か食べたい」と思っていたら「うまそうだなあ」と、また感傷的となって過ぎ去った日々を思い出すような心境にあれば旅先で見たリンゴ畑を思い起こすというように、その都度の内的状況に合致する1つの表象が選択ないし同定されて意識へと上がってくるのだということです。したがって、こうした状況意味認知に失調が起きて選択ないし同定機能がなくなるとどうなるのか。1つは、これは初めて述べることですが、意識下の内的表象群のいずれもが選択されず、意識上は空白となっ

状況意味失認−内因反応仮説による
自生思考→幻声、自生内言→衝動的な独語、
気付き亢進→妄想知覚／被害妄想の形成機序

① 自生思考 ----------> 幻声（明瞭—外界型）
② 自生内言（自己）---> 衝動的な独語（他者）
＊ 心的空白体験

	意識下・自動的認知機構	意識上・随意的認知機構
内的表象入力	→◎→	→ 聴覚化①
	→◎→×→	→ 発語化② ＊
外的知覚入力	→×→	→ 偽統合化
	→×→	

◎：偽同定
×：同定不能

気付き亢進 ----------> 妄想知覚／被害妄想

【状況意味失認】　　【内因反応】

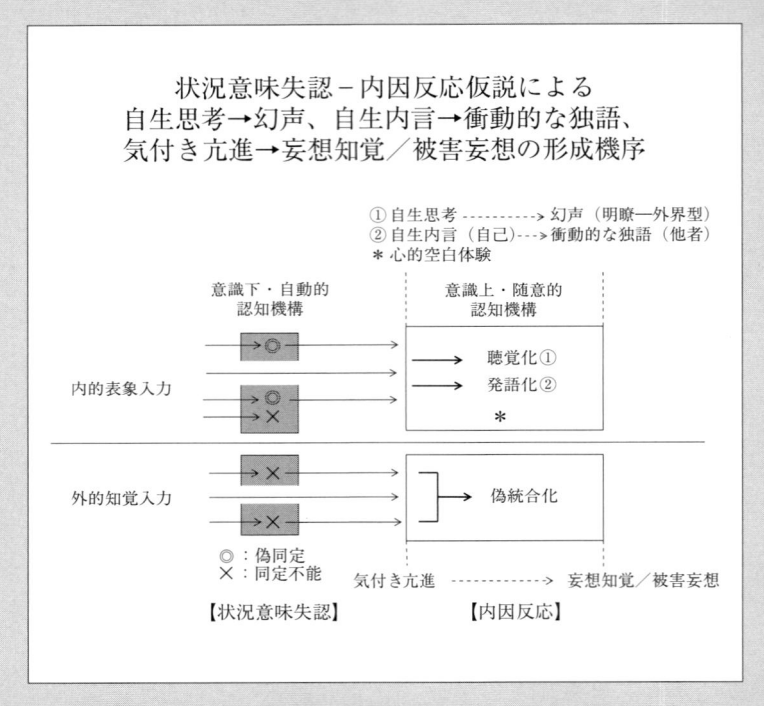

スライド37

てしまうことであり、これが初期症状の1つである心的空白体験 blank experiences であろうと思います。そしていま1つのあり方が先ほど述べました、内的表象群のいずれもが偽りの同定を受け、すべてが選択されて意識上へと上がってくることであり、これが自生思考や自生内言（自己）という症状になるのだろうと思われます。

背景思考の存在とその意識化による自生思考の形成の傍証

　リンゴを見たときに私の中に浮かんでくるのは【名前はリンゴ　赤い　丸い　青森出身　サン富士　食べごろ　蜜入り　農薬】などである。つまりリンゴという刺激にまつわる私の記憶が引き出されるわけだ。
　　綾屋紗月（アスペルガー症候群）:『発達障害当事者研究』（2008）

　〈背景思考の聴覚化〉の病態機序は、同様の観点からは内的対象に対する状況意味失認（内的状況意味失認）と言いうるものであろう。筆者がこう論じるのは、繰り返してのべたように、思考にも意識下で自動的に作動する背景思考が存在するということが措定されているからである。簡単な例をあげよう。例えば、われわれがリンゴを眼にして「うまそうだなあ」と思うとか、あるいはかつて旅先で見たリンゴ畑を思い起こしたとしよう。その際、これらの思いや記憶は初めから意図されて生じたものであろうか。筆者は否と考える。リンゴを眼にして、実は意識下では「果実」、「赤い」、「球形」、「甘酸っぱい」など、リンゴの一般的属性やリンゴにまつわる種々の個人的エピソードが自動的に喚起されたに違いない。そして、それらは渾然一体をなして、その折の背景思考を成しているものと思われる。そして、意識されているといないとにかかわらず、主体がその際何を志向しているのかという内的状況（例えば、先の例では『空腹で何か食べたい』と思っていたとか、感傷的となって過ぎ去った日々を思い出すような心境にあったとか）に合致する１つの意味が、これまた自動的に選択されて意識化されるのだと思われる。
　　中安信夫:「『自我意識の異常』は自我の障害か」補遺:「状況意味失認−半球間過剰連絡症候群─分裂病症状の神経心理学的理解」（1987）

スライド38

スライド38

　この後者が確かに起こりうるという傍証を1つ述べます。アスペルガー症候群の患者には「初期統合失調症症状」が多く認められますが、綾屋紗月さんというアスペルガー症候群の患者が記した2008年刊行の『発達障害当事者研究』という自叙伝の一節に記されている自生思考の記述中に、スライド38の上段に掲げました一節があります。「リンゴを見たときに私の中に浮かんでくるのは【名前はリンゴ　赤い　丸い　青森出身　サン富士　食べごろ　蜜入り　農薬】などである。つまりリンゴという刺激にまつわる私の記憶が引き出されるわけだ」と。この文章は、リンゴを眼にするという状況からしてそうですが、その際に何が起こるのかという内容においても、このスライドの下段に記しておきましたが、先に紹介した、1987年に私が記した一節と驚くほどに類似しております。このことも、自生思考とは確かにこうして生じるのであろうということを強く確信させるものでした。ついでながら、連合弛緩とは弛緩にあらずして、そのじつ過剰連合なのだということも、この例は示しています。

　いずれにしろ、こうしたことから、私は〈背景知覚の偽統合化〉論の同定不能に相応するものが〈背景思考の聴覚化〉論や〈背景思考の発語化〉論では偽りの同定、偽同定であると考え、状況意味失認-内因反応仮説はこれらにも適用可能であるとしたのでした。

関連自著文献

中安信夫:「自我意識の異常」は自我の障害か―ダブルメッセージ性に着目して. 土居健郎編: 分裂病の精神病理 16. p.47-76, 東京大学出版会, 東京, 1987.（中安信夫: 増補改訂 分裂病症候学―記述現象学的記載から神経心理学的理解へ. 星和書店, 東京, 2001 に所収）

中安信夫: 精神分裂病における幻覚vs 妄想: 指定討論. 臨床精神病理 15:163-168, 1994.

中安信夫: 初期統合失調症 vs. アスペルガー症候群―「初期統合失調症症状」に焦点化して. 児童青年精神医学とその近接領域 51:325-334, 2010.（中安信夫: 続 統合失調症症候学―精神症候学の復権を求めて. 星和書店, 東京, 2010 に所収）

中安信夫: 成人精神科臨床の場でアスペルガー症候群の疑いを抱く時―初期統合失調症と対比しつつ. 児童青年精神医学とその近接領域 53:248-264, 2012.

関由賀子, 中安信夫: 言語性精神運動幻覚の症状形成過程―〈背景思考の発語化〉論. 臨床精神病理（投稿中）

緊迫困惑気分／対他緊張
tense and perplexed mood /
tension against people and things

定義
　緊迫困惑気分とは、何かが差し迫っているようで緊張を要するものの、何故そんな気持ちになるのかわからなくて戸惑っているというような、緊迫感の自生とそれに対する困惑からなる気分である。対他緊張とは、上記の緊迫困惑気分がいささか進展したものであり、他（他人、物）→自の攻撃性とともに、それに対抗すべく生じた自→他の攻撃性という、双方向性の攻撃を内に含んだ著しい緊張感である。

陳述例
〈緊迫困惑気分〉
　いつも何かに追われているような圧迫感があります。（追われているって何に？）時間とか……。（怖いって感じはあるの？）怖いです。（自然に緊張してくるの？）いつも面接の前のような緊張感が、朝も昼も晩もあるんです。

〈対他緊張〉
- 行き交う人達がみな怖くなる。'襲われる'という思いがすることがある。
- 眼に映るすべてのものが襲ってくるような感じになるときがある。物とか看板とか。文字が……人もそうですが。

スライド39

3) 緊迫感の形成

スライド39

では、次に第3の〈緊迫感の形成〉という症状形成機序の議論に入ります。

スライド39に定義と陳述例を掲げました緊迫困惑気分／対他緊張 tense and perplexed mood ／ tension against people and thingsとは、初期統合失調症症状のうちでも患者がもっとも苦衷とするものです。その定義を読み上げますが、「緊迫困惑気分とは、何かが差し迫っているようで緊張を要するものの、何故そんな気持ちになるのかわからなくて戸惑っているというような、緊迫感の自生とそれに対する困惑からなる気分である。対他緊張とは、上記の緊迫困惑気分がいささか進展したものであり、他（他人、物）→自の攻撃性とともに、それに対抗すべく生じた自→他の攻撃性という、双方向性の攻撃を内に含んだ著しい緊張感である」。それらは気分であるだけに、患者自身によるその言語化はなかなか困難ですが、不十分ながらも言語化しえた症例の陳述例を読み上げます。まずは緊迫困惑気分ですが、「いつも何かに追われているような圧迫感があります。（追われているって何に？）時間とか……。（怖いって感じはあるの？）怖いです。（自然に緊張してくるの？）いつも面接の前のような緊張感が、朝も昼も晩もあるんです」。次いで対他緊張ですが、「行き交う人達がみな怖くなる。'襲われる'という思いがすることがある」、「眼に映るすべてのものが襲ってく

緊迫困惑気分／対他緊張
tense and perplexed mood ／
tension against people and things

定義

　緊迫困惑気分とは、何かが差し迫っているようで緊張を要するものの、何故そんな気持ちになるのかわからなくて戸惑っているというような、緊迫感の自生とそれに対する困惑からなる気分である。対他緊張とは、上記の緊迫困惑気分がいささか進展したものであり、他（他人、物）→自の攻撃性とともに、それに対抗すべく生じた自→他の攻撃性という、双方向性の攻撃を内に含んだ著しい緊張感である。

陳述例

〈緊迫困惑気分〉

　いつも何かに追われているような圧迫感があります。（追われているって何に？）時間とか……。（怖いって感じはあるの？）怖いです。（自然に緊張してくるの？）いつも面接の前のような緊張感が、朝も昼も晩もあるんです。

〈対他緊張〉
- 行き交う人達がみな怖くなる。'襲われる'という思いがすることがある。
- 眼に映るすべてのものが襲ってくるような感じになるときがある。物とか看板とか。文字が……人もそうですが。

スライド39

るような感じになるときがある。物とか看板とか。文字が……人もそうですが」というような具合です。

　後の議論のために、この緊迫困惑気分／対他緊張と関連する症状を2つここで述べておきます。

漠とした被注察感ないし実体的意識性
a vague sense of being watched
and/or 'leibhaftige Bewußtheit'

定義
　周囲に誰もいない状況で「誰（何）かに見られている」と感じられる体験である。「見られている」という感じは明瞭、確実であるが、患者は「実際に誰かが見ている」とは考えていない。見ている存在に関しては、その方向や距離も定めきれず、またそれが人間であるか否かもわからないもの（漠とした被注察感）から、その存在が実体的に明瞭に感知されるもの（実体的意識性）まで様々である。通常、背後から見られるという体験が多いが、それに限られるものでもない。

陳述例
　夜、自分の部屋で勉強しているときなど、背後から霊に見られている感じがする。振り向くけど何もいない。しかし、前を向くと再び見られる感じ。怖いので勉強を止めて寝てしまう。このことがあって霊の存在を信じるようになった。

スライド 40

スライド40

　1つは、スライド40に示しました漠とした被注察感ないし実体的意識性 a vague sense of being watched and/or 'leibhaftige Bewußtheit' で、それは「周囲に誰もいない状況で『誰（何）かに見られている』と感じられる体験である。『見られている』という感じは明瞭、確実であるが、患者は『実際に誰かが見ている』とは考えていない。見ている存在に関しては、その方向や距離も定めきれず、またそれが人間であるか否かもわからないもの（漠とした被注察感）から、その存在が実体的に明瞭に感知されるもの（実体的意識性）まで様々である。通常、背後から見られるという体験が多いが、それに限られるものでもない」と定義されるものであって、陳述例をあげますと「夜、自分の部屋で勉強しているときなど、背後から霊に見られている感じがする。振り向くけど何もいない。しかし、前を向くと再び見られる感じ。怖いので勉強を止めて寝てしまう。このことがあって霊の存在を信じるようになった」というものです。

面前他者に関する注察・被害念慮
suspicion of being observed and commented on by the people around

定義
　周囲に人のいる場所において、人から見られている、あるいは人々から自分のことが悪く言われていると感じられるものであるが、被害妄想とは異なってその確信度は半信半疑であり、またその場では強く確信されたとしても、場を離れるとそれが否定されるというように（'今信次否'）、その場かぎりのものである。

陳述例
　学校へ行くと、どことなくまわりから見られている感じがして緊張する。通学の途上でも。また学校で友達が笑ったりすると、自分が笑われているんじゃないかと思ってしまう。半分はそう思っていないんだけど、半分はそう感じてしまう。ことに背後から見られているという気がしていて、そうした時に笑い声がすると。

スライド 41

スライド 41

いま1つは、スライド41に示しました面前他者に関する注察・被害念慮 suspicion of being observed and commented on by the people around で、「周囲に人のいる場所において、人から見られている、あるいは人々から自分のことが悪く言われていると感じられるものであるが、被害妄想とは異なってその確信度は半信半疑であり、またその場では強く確信されたとしても、場を離れるとそれが否定されるというように（'今信次否'）、その場かぎりのものである」と定義されるものであって、陳述例をあげますと「学校へ行くと、どことなくまわりから見られている感じがして緊張する。通学の途上でも。また学校で友達が笑ったりすると、自分が笑われているんじゃないかと思ってしまう。半分はそう思っていないんだけど、半分はそう感じてしまう。ことに背後から見られているという気がしていて、そうした時に笑い声がすると」というものです。

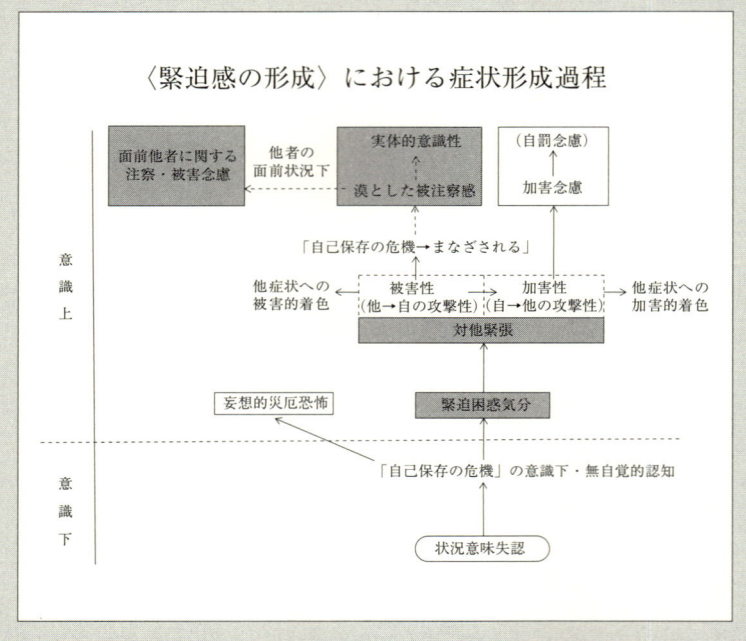

〈緊迫感の形成〉における症状形成過程

面前他者に関する 注察・被害念慮	他者の 面前状況下	実体的意識性 ↑ 漠とした被注察感	（自罰念慮） 加害念慮

「自己保存の危機→まなざされる」

他症状への　　　　被害性　　　　加害性　　　他症状への
被害的着色　（他→自の攻撃性）（自→他の攻撃性）　加害的着色

対他緊張

意識上

妄想的災厄恐怖　　　　緊迫困惑気分

― ― ― ― ― ― ― ― ― ― ― ― ― ― ― ― ― ― ―

意識下

「自己保存の危機」の意識下・無自覚的認知

状況意味失認

スライド42

スライド42

　さて、これら緊迫困惑気分／対他緊張、漠とした被注察感ないし実体的意識性、面前他者に関する注察・被害念慮という症状の形成が状況意味失認-内因反応仮説で説明出来るのかという設問ですが、先ほどの〈背景知覚の偽統合化〉論の議論の中で、2段階の認知機構論を述べ、そして「この2段階認知機構の原初的機能それ自体も自己保存にある」と述べておいたことが、いま述べました緊迫困惑気分／対他緊張を初めとする3症状と状況意味失認-内因反応仮説をつなぐキーとなります。

　スライド42は私が〈緊迫感の形成〉と呼んでいる症状形成過程のすべてを図示したものです。網かけしたものは先ほど定義と陳述例を掲げました緊迫困惑気分／対他緊張、漠とした被注察感ないし実体的意識性、面前他者に関する注察・被害念慮の3症状で、これらはいずれも〈診断に有用な高頻度初期統合失調症症状〉に含まれるものであって、ゆえにこの〈緊迫感の形成〉によって形成される主要な症状なのですが、これらは以下に述べますように一連のものと考えられます。

　これらの主要症状の形成過程を順次、矢印を追って説明していきます。まず意識下・自動的認知機構での状況意味失認によって生じた意識下での状況意味の同定不能は、先にも述べましたように自己保存がその機構の原初的機能であるがゆえに、即「自己保存の危機」という認知（ここに「自己保存の危機」というようにカギ括弧を付けたのは自己保存の危機は実際にあるのではく、あくまでも主体の認識の中でのことであるからです）、ただしそれは意識下にあって無自覚な認知ですが、そ

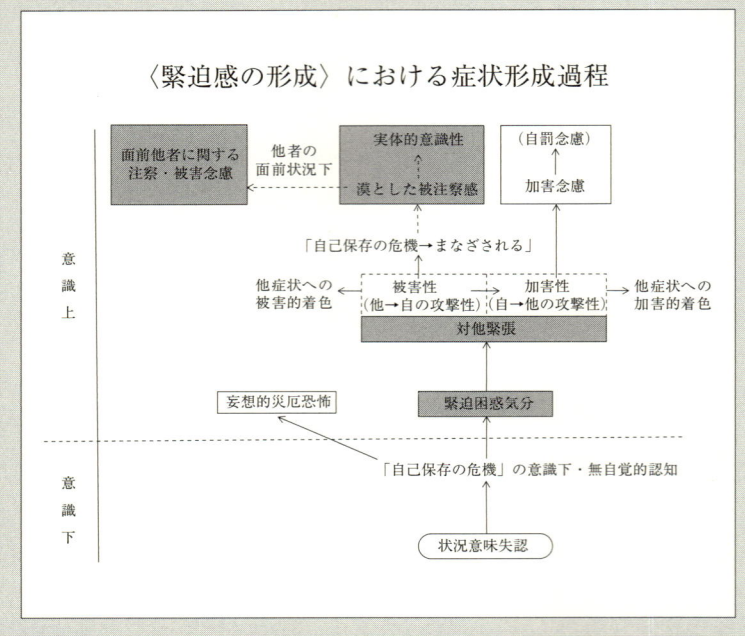

〈緊迫感の形成〉における症状形成過程

```
                                                        (自罰念慮)
  面前他者に関する    他者の     実体的意識性                   ↑
   注察・被害念慮  ←--面前状況下--   ⋮          加害念慮
                          漠とした被注察感
                              ↑
                   「自己保存の危機→まなざされる」
                              ↑
        他症状への    ┌─────────────┐   他症状への
        被害的着色 ←  被害性 ←→ 加害性  → 加害的着色
                    (他→自の攻撃性)(自→他の攻撃性)
                    └─────────────┘
                        対他緊張
                              ↑
    妄想的災厄恐怖 ←      緊迫困惑気分
-----------------------------------------------------
                   「自己保存の危機」の意識下・無自覚的認知
                              ↑
                         ( 状況意味失認 )
```

意識上 / 意識下

スライド 42

れを生ぜしめます。次いで、無自覚的なものであるとしても、「自己保存の危機」という認知が生じているのですから、それは主体に緊迫感を生じさせますが、その認知が意識下のものであるだけに主体にはその理由が思い当たらず困惑感が出てまいります。ここに緊迫感の自生とそれに対する困惑感からなる緊迫困惑気分が生じるのです。ただ、私が症状名としては緊迫困惑気分と対他緊張を／で繋げて緊迫困惑気分／対他緊張という名称を用いていることに示されますように、この緊迫困惑気分はその純粋な形で留まることは少なく、容易に他→自の攻撃性（被害性）とともに、それに対抗すべく生じてくる自→他の攻撃性（加害性）という、双方向性の攻撃性を内に含んだ著しい緊張感である対他緊張が生じてきます。それというのも、緊迫困惑気分の背後には〈「自己保存の危機」の意識下・無自覚的認知〉が潜在しているからであり、それが他一般を自己を脅かす存在へと転化させ、そのことは即、他一般に対して自を守るべく身構えさせるからです。そして、この対他緊張に含まれる他→自の攻撃性、すなわち被害性は、例えばある種の昆虫や蛾が翅の裏や臀部に隠し持つ眼状紋、古来からの邪視の信仰、あるいは「眼付け」などの日常体験に認められる「まなざされる→自己保存の危機」という認識を反転させる形で「自己保存の危機→まなざされる」という認識を招来し、ここにまぼろしの「まなざし」が生じ、時にはその「まなざし」はまなざす何ものかの存在をありありと感じる実体的意識性として感知される場合もありますが、いずれにしろ実体験としては「見られている」という体験が顕現してくるのです。この「見られている」

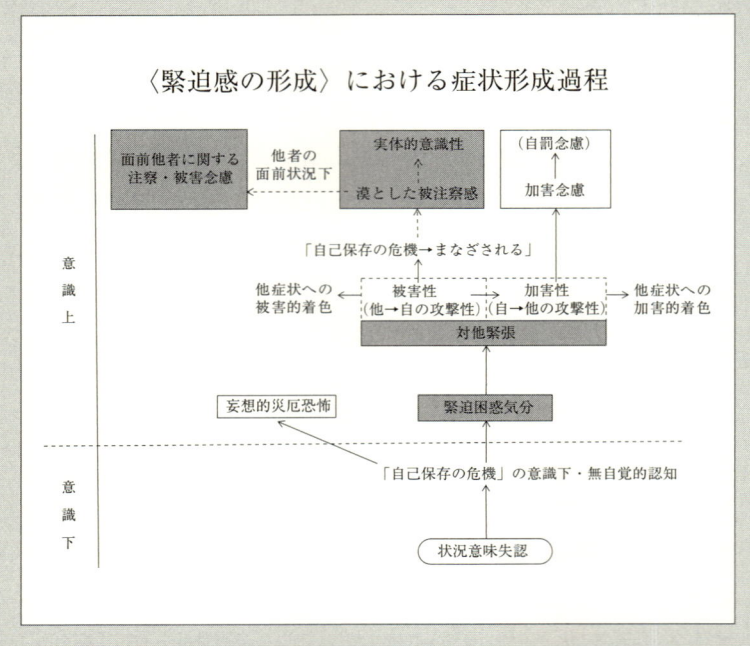

スライド 42

という体験は、他者が面前しない状況においては漠とした被注察感ないし実体的意識性という症状となり、他者が面前する状況においては「見ている」ものは周囲にいる他者へと容易に定位されて面前他者に関する注察・被害念慮という症状となるのです。

自己保存の観点から見た「まなざし」の生得的意味

まなざされる → 自己保存の危機

逆に

自己保存の危機 → まなざされる

スライド43

スライド43

　いま、対他緊張から漠とした被注察感が生じてくる様相を、また漠とした被注察感から実体的意識性が生じてくる様相をごくあっさりと述べましたが、これらについては説明を補足しておきます。

　前者、すなわち対他緊張から漠とした被注察感が生じてくるのはいかなる理由によるものか。この考察は「まなざし」というものの一般的考察から始まりました。「まなざし」とは「まなこ（眼）ざし（差し）」であって眼を差し向けることを意味しておりますが、それはヒトをも含めて動物社会ではどのような意味をもっているのか。ある種の蝶、蛾、カマキリ、バッタ、あるいはそれらの幼虫は脊椎動物の眼に模した2つの円環すなわち眼状紋eye spotを翅の裏や臀部に隠し持っており、彼らを餌とする鳥類などが捕食距離内に入ってくると翅を開いたり臀部を持ち上げたりして眼状紋を見せることが防御手段になっていること、あるいは呪力を持つ眼すなわち邪眼evil eyeの持ち主が悪意を抱いて見つめるまなざしが、そのまなざしを向けられた相手に害を与えるという古来からの邪視の信仰、あるいは他人をじっと見つめることが礼節を欠く行為とされ、時にそれが「眼付け」とされて喧嘩の原因ともなること、そのほか例をあげればきりがありませんが、「まなざし」とは一義的に攻撃のサインとなるのです。これはたぶん、動物が相手を獲物として襲う際には相手のわずかな動きすらも見逃さないようにひと時も眼を離さず凝視することからきていると思われますが、「まなざし」が攻撃のサインであるならば、逆に「まなざし」

自己保存の観点から見た「まなざし」の生得的意味

まなざされる → 自己保存の危機

逆に

自己保存の危機 → まなざされる

スライド43

を向けられること、まなざされることは当の相手にとっては獲物にされること、攻撃されることを意味しており、つまり自己保存の危機的状況なのです。ここには「まなざされる→自己保存の危機」という認識があるのですが、これは例としてあげました眼状紋を急に見せられると、捕食しようと近づいてきた鳥が慌てふためいて逃走することに示されますように、広く動物界に認められる生得的な認識と思われます。そして、自己保存は動物にとっては一義的に重要なことであるだけに、スライド43 に示しましたように「まなざされる→自己保存の危機」が生得的な認識としてあるのならば、それとしっかりと結びついた形で逆の認識も、すなわち「自己保存の危機→まなざされる」もまた生得的な認識として存在するであろうということも容易に推測されるのです。

　先のスライド42 における〈緊迫感の形成〉という症状形成機序の図解の中で、私は対他緊張の下に緊迫困惑気分を配し、さらにその下に〈「自己保存の危機」の意識下・無自覚的認知〉を配しておきました。そうなのです、対他緊張の背後にある、この〈「自己保存の危機」の意識下・無自覚的認知〉が「自己保存の危機→まなざされる」という生得的認識を介して「まなざされる」という認識を生み出し、この認識が漠とした被注察感という形をとって症状として顕現するのだと思われます。

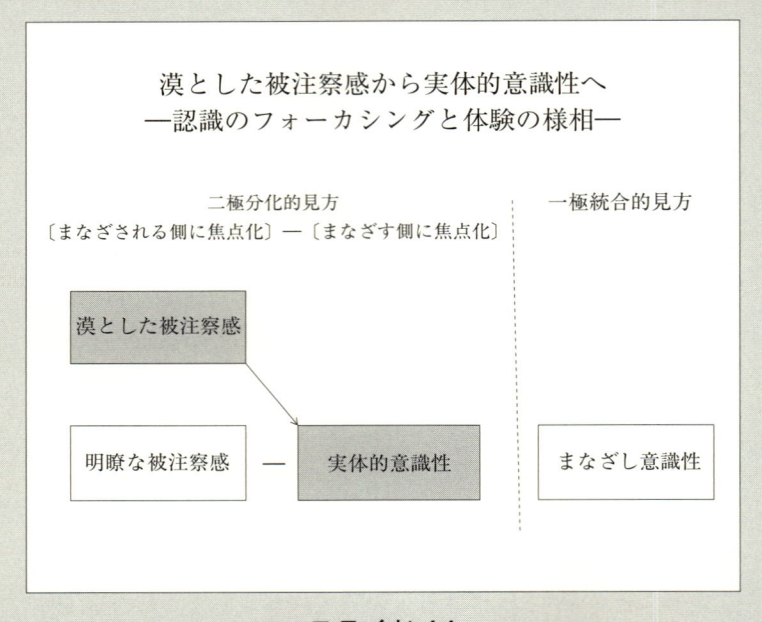

漠とした被注察感から実体的意識性へ
―認識のフォーカシングと体験の様相―

二極分化的見方　　　　　　　　　一極統合的見方
〔まなざされる側に焦点化〕―〔まなざす側に焦点化〕

| 漠とした被注察感 |

| 明瞭な被注察感 | ― | 実体的意識性 |　　| まなざし意識性 |

スライド44

スライド44

　次いで、後者の、漠とした被注察感から実体的意識性が生じてくるのはなにゆえか。いま直前に、「自己保存の危機→まなざされる」という生得的認識を介して「まなざされる」という認識が生じると述べましたが、「まなざす—まなざされる」の相補性を考えるならば、自分が「まなざされる」以上、当然のことながら、そこに自分以外の何か「まなざす」ものの存在が想定されることになります。当然のことながら、それは「まなざし」を持った存在、つまり人間ないしその類似物（例えば霊）が考えられることになりますが、「考えられる」を超えて、それがありありと、すなわち実体的に感知されたものが実体的意識性であろうと思われます。なお、ここで実体的に感知される人間ないしその類似物の原基は「まなざし」ですので、私はこの実体的意識性を「まなざし意識性」と呼び換えたいと思います。当然のことながら、この、今や名称変更された「まなざし意識性」としての実体的意識性は患者をまなざしておりますが、この点は後の〈対象化性質の異常態〉論で述べる「対象化性質の幻性態」の1つとして現れる実体的意識性（者意識性）が患者とは直接関係することなく存在していると感知されることと対比的です。

　スライド44は、少なくとも要素心理学的にはつながりが見えてこない漠とした被注察感から実体的意識性への症状進展が、患者自身の認識のフォーカシングの違いによるものであることを図示したものです。疾患の進行につれて、患者の自覚的訴え（体験）は矢印で示しましたように、網かけをした漠とした被

漠とした被注察感から実体的意識性へ
―認識のフォーカシングと体験の様相―

二極分化的見方 〔まなざされる側に焦点化〕―〔まなざす側に焦点化〕 | 一極統合的見方

- 漠とした被注察感
- 明瞭な被注察感 ― 実体的意識性
- まなざし意識性

スライド 44

注察感から実体的意識性へと移行し、一見体験間にはつながりがないように見受けられますが、じつは単一の症状が進展するにつれて、患者の認識がまなざされる側からまなざす側へと移動したにすぎないのです。この際、まなざす側に焦点化して析出してきた実体的意識性は、まなざされる側に焦点化してみれば「漠とした」ではなく「明瞭な」被注察感を伴っていますが、患者がこの明瞭な被注察感ではなく実体的意識性を訴えるのは、析出してきた実体的意識性の脅威性によるものと思われます。図に表しましたように、明瞭な被注察感―実体的意識性という二極分化的見方を一極統合的見方で見れば、先ほど述べたまなざし意識性という症状名が与えられることになるのです。

妄想的災厄恐怖
delusional phobia of misfortune

定義
　自己ならびに家族の災厄をテーマとする妄想的恐怖であり、具体的には自分もしくは家族が地震、落雷、不治の死病、疫病、交通事故、偶発的な傷害事件、あるいは不定の「何か悪いこと」等の、天災、病気、もしくは他者が関与したとしても意図あってのことではない事故・事件等、総じて不慮の出来事と言えるものに遭うのではないかという内容の、かつその蓋然性の判断が高い、すなわち妄想的とも言える段階に達した恐怖感であり、一般には「杞憂」と呼ばれるものである。特定の意図を有する迫害者による事件という被害性とは一線を画する。

陳述例
- 自分が死んだり、地震で生き埋めになったりしたら、どうしよう。
- 母が美容院に行く時、行き着くまでに倒れていないか等、心配になって、それで母のケータイへ何度も電話したりした。
- 飼い犬に留守中に何か起こるのではないかと心配になったりした。

スライド45

スライド45

　〈緊迫感の形成〉における主要な症状形成過程はいま述べました通りですが、いま1つスライド42に図示し、スライド45にその定義と陳述例を掲げました妄想的災厄恐怖delusional phobia of misfortuneについて述べておきます。この症状は「自己ならびに家族の災厄をテーマとする妄想的恐怖であり、具体的には自分もしくは家族が地震、落雷、不治の死病、疫病、交通事故、偶発的な傷害事件、あるいは不定の『何か悪いこと』等の、天災、病気、もしくは他者が関与したとしても意図あってのことではない事故・事件等、総じて不慮の出来事と言えるものに遭うのではないかという内容の、かつその蓋然性の判断が高い、すなわち妄想的とも言える段階に達した恐怖感であり、一般には『杞憂』と呼ばれるものである。特定の意図を有する迫害者による事件という被害性とは一線を画する」と定義されるものであり、その陳述例を述べますと「自分が死んだり、地震で生き埋めになったりしたら、どうしよう」、「母が美容院に行く時、行き着くまでに倒れていないか等、心配になって、それで母のケータイへ何度も電話したりした」、「飼い犬に留守中に何か起こるのではないかと心配になったりした」というようなものです。この症状は初期統合失調症の臨床において稀ならず聞かれるものですが、ついつい見逃されがちで、また患者が強く訴えてきても、それこそ「杞憂でしょう」と軽く取り扱われてしまいがちです。しかし私は、この症状は緊迫困惑気分とほぼ同格の、〈緊迫感の形成〉の最初期の症状だと思います。それというのも、災厄とは「自己保存の危機」の最も微弱な形

妄想的災厄恐怖
delusional phobia of misfortune

定義
　自己ならびに家族の災厄をテーマとする妄想的恐怖であり、具体的には自分もしくは家族が地震、落雷、不治の死病、疫病、交通事故、偶発的な傷害事件、あるいは不定の「何か悪いこと」等の、天災、病気、もしくは他者が関与したとしても意図あってのことではない事故・事件等、総じて不慮の出来事と言えるものに遭うのではないかという内容の、かつその蓋然性の判断が高い、すなわち妄想的とも言える段階に達した恐怖感であり、一般には「杞憂」と呼ばれるものである。特定の意図を有する迫害者による事件という被害性とは一線を画する。

陳述例
- 自分が死んだり、地震で生き埋めになったりしたら、どうしよう。
- 母が美容院に行く時、行き着くまでに倒れていないか等、心配になって、それで母のケータイへ何度も電話したりした。
- 飼い犬に留守中に何か起こるのではないかと心配になったりした。

スライド45

での恐怖感であるからであり、スライド42で図示しましたように、〈「自己保存の危機」の意識下・無自覚的認知〉が、一方では気分性となって理由の定かでない緊迫感すなわち緊迫困惑気分を生ぜしめ、他方では災厄という、漠然としたものながら不安の対象を獲得して、この妄想的災厄恐怖を生ぜしめると思われるからです。

以上、主だったいくつかの症状に限ってご説明いたしましたが、〈緊迫感の形成〉という症状形成機序にも状況意味失認-内因反応仮説が適用できることがおわかりいただけようかと思います。

関連自著文献

中安信夫：分裂病最初期にみられる「まなざし意識性」について．吉松和哉編：分裂病の精神病理と治療1．p.1-27，星和書店，東京，1988．（中安信夫：増補改訂 分裂病症候学―記述現象学的記載から神経心理学的理解へ．星和書店，東京，2001に所収）

中安信夫：緊迫困惑気分／居住まいを正させる緊迫感―初期分裂病治療の標的について．精神科治療学 8:1161-1167, 1993．（中安信夫：増補改訂 分裂病症候学―記述現象学的記載から神経心理学的理解へ．星和書店，東京，2001に所収）

中安信夫：緊迫困惑気分に潜む加害・自罰性―分裂病初期状態における自殺に関連して．中安信夫編：分裂病の精神病理と治療8 治療の展開．p.183-211，星和書店，東京，1997．（中安信夫：増補改訂 分裂病症候学―記述現象学的記載から神経心理学的理解へ．星和書店，東京，2001に所収）

中安信夫：面前他者に関する注察・被害念慮―初期分裂病に対する誤診の一要因．永田俊彦編：精神分裂病―臨床と病理2．p.135-157，人文書院，京都，1999．（中安信夫：増補改訂 分裂病症候学―記述現象学的記載から神経心理学的理解へ．星和書店，東京，2001に所収）

中安信夫：初期統合失調症の一症状としての対他緊張とひきこもり—その精神病理とクエチアピンの臨床効果.クエチアピン発売3周年記念 クエチアピン研究会.p.41-85,診療新社,大阪,2004.(中安信夫：続 統合失調症症候学—精神症候学の復権を求めて.星和書店,東京,2010に、その一部を「対他緊張—示説例、形成機序、そしてquetiapineの使用経験」と題して所収)

中安信夫：張りつめ／くすみ—初期分裂病を疑う表出について.精神科治療学 17:1217-1220,2002.(中安信夫：続 統合失調症症候学—精神症候学の復権を求めて.星和書店,東京,2010に所収)

中安信夫：第2章 認識のフォーカシングと体験の様相—症候は違って見える.中安信夫：体験を聴く・症候を読む・病態を解く—精神症候学の方法についての覚書.p.59-84,星和書店,東京,2008.

中安信夫,関由賀子：初期統合失調症における「妄想」三態.鹿島晴雄、古城慶子、古茶大樹、針間博彦、前田貴記編：妄想の臨床.新興医学出版社,東京(印刷中)

緊張病症候群と原始反応との現象的同一性
—それは相似なのか、それとも相同なのか？—

| 緊張病性興奮 | ≒ | 運動暴発 |
| katatone Erregung | | Bewegungssturm |

| 緊張病性昏迷 | ≒ | 擬死反射 |
| katatoner Stupor | | Totstellreflex |

スライド 46

4）偽因性原始反応

スライド 46

では、第4の〈偽因性原始反応〉という症状形成機序の議論に入ります。

出発点はスライド46にありますように、私が緊張病症候群、なかんずく緊張病性興奮katatone Erregungと緊張病性昏迷katatoner Stuporとが、各々原始反応primitive Reaktionを構成する運動暴発Bewegungssturmと擬死反射Totstellreflexに似ていることに着眼したことでした。もちろん、これは私が初めて気付いたことではなく、原始反応という概念を提出したKretschmer, E.が、かの有名なヒステリー論である"Histerie, Reflex und Instinkt"（邦訳：ヒステリーの心理）の中で指摘していたことでした。

統合失調症が軽症化してきたと言われだした頃に私は精神科医となったのですが、その当時はもちろんのこと、今でも緊張病性興奮は稀ならず見ることがありますし、また緊張病性昏迷は当時においてすでに稀になっていましたが見ることはありました。一方、原始反応とは常々参照している諏訪望先生の教科書『最新精神医学—精神科臨床の基本—』によれば「外的体験が非常に強大であるために、内的抗争を形成するゆとりもなく人格の深層が直接に侵襲を受けてあらわれる反応」と定義されるものであって、その代表が「突発的に起こるいろいろな災害や事件が強烈な情動刺激となる場合に現れる反応」である驚愕

緊張病症候群と原始反応との現象的同一性
―それは相似なのか、それとも相同なのか？―

| 緊張病性興奮 | ≒ | 運動暴発 |
| katatone Erregung | | Bewegungssturm |

| 緊張病性昏迷 | ≒ | 擬死反射 |
| katatoner Stupor | | Totstellreflex |

スライド 46

反応Schreckreaktionです。その発病状況の特殊性という理由から日常臨床上経験することは稀で、私自身はその臨床経験はありませんが、しかし文献上に見る、例えば「未開人における原始反応」とされるアイヌ民族のイム、あるいは「拘禁反応の原始反応型」とされる爆発反応やレッケの昏迷などの報告を虚心坦懐に読みますと、どう見てもそれらは緊張病性興奮や緊張病性昏迷と、少なくとも「表面に現れた象（かたち）」である現象としては同一であるのでした。そのようなことから私は、古くKretschmerによって指摘されていたものの、その後においては等閑視されてきた、これは私の推測するところ原始反応と緊張病症候群という用語の違い、ならびに心因性と内因性という成因の違いに起因すると思えますが、その等閑視されてきた原始反応との現象的同一性が緊張病症候群の形成機序を解き明かす鍵になるのではないかと考えたのです。そして、現象的同一性の指摘こそ得られたものの、Kretschmerの著述からは得ることはできなかった「それは相似なのか、それとも相同なのか？」という設問を掲げました。

　そのために改めてKretschmerの原始反応の概念、とりわけその成因論についての考えを再検討したのですが、これは検討を始めるや否や、すぐに相似なのか相同なのかという疑問に解答が与えられるものでした。

原始反応の成因と目的

1．生得的な反応行動様式
2．生命危急時における自己保存反応
↓
生得的な反応行動様式を用いた、生命危急時における自己保存反応であり、生命危急的事態からの脱出を目的としたものである

スライド 47

スライド 47

　それと言いますのも、スライド47に示しましたように、第1に原始反応とは下等動物からヒトに至るまでの広範な種に認められる、下層意志機制hypobulischer Mechanismus (Kretschmer) による既成の反応型（この「既成の反応型」について付言しますと、それはHoch, A.の述べた前形成的な症候群 präformierte Symptomenkomplexe と同じです）、すなわち動物行動学の用語を用いますと生得的な反応行動様式であるということです。このことを例示するものとして蠅の行動を取り上げますが、蠅叩きで打ち損じた際の蠅の行動はあたりかまわず無軌道にぶんぶんと飛び回る、すなわちひと時の静止もない、規則性のない位置移動 irregular locomotion が起こるか、あるいは蠅叩きが当たったわけでもないのにストンと真下に落ちて静止する、擬人化して表現すれば「死んだふり」をする、すなわち位置移動のみならず身体のすべての動きの消失 motionlessness が起こりますが、前者がヒトにおける運動暴発（この用語は運動乱発と変えた方が適切と思います）にあたり、後者が擬死反射にあたります。第2に原始反応とは生命危急時における自己保存反応であるということです。これも先ほどの打ち損じた蠅の例をあげますが、蠅があたりかまわず無軌道にぶんぶんと飛び回ると、我々は蠅を再度打ち落とすことが困難となり、時には開いている窓から蠅が偶然に飛び去ることも起きかねません。すなわち irregular locomotion は外敵からの追尾を避けさせます。また、ストンと真下に落ちて静止して「死んだふり」をされますと、我々は一瞬その蠅の位置を見失った

原始反応の成因と目的

1. 生得的な反応行動様式
2. 生命危急時における自己保存反応
↓
生得的な反応行動様式を用いた、生命危急時における自己保存反応であり、生命危急的事態からの脱出を目的としたものである

スライド47

り、あるいはその死の擬装に騙されて我々が再度の蠅打ちの手を止めることになります。すなわち、motionlessnessは外敵から自らの位置を隠したり、外敵の行動を束の間停止させて逃走するための時間を稼がせるのです。すなわち、両者ともに生命危急的事態からの脱出を目的としたものであると考えられます。以上の2点をまとめますと、原始反応とは「生得的な反応行動様式を用いた、生命危急時における自己保存反応であり、生命危急的事態からの脱出を目的としたものである」と判断されます。

生命危急反応の症状
―原始反応と緊張病症候群との関係性―

生命危急的事態	症状
客観的危急的事態	運動暴発 擬死反射 （原始反応）
↓ 主観的危急的事態	緊張病性興奮 緊張病性昏迷 （緊張病症候群）

症状形成の目的　：　生命危急的事態からの脱出

スライド 48

スライド 48

　先ほど私は、「これは検討を始めるや否や、すぐに相似なのか相同なのかという疑問に解答が与えられるものでした」と述べましたが、原始反応が「生得的な反応行動様式を用いた、生命危急時における自己保存反応であり、生命危急的事態からの脱出を目的としたものである」、ことにその文中にある「生命危急時に」起こるものならば、それはすぐさま統合失調症の病態心理と結びつくからです。それというのも、私がこれまで論じてきましたように、2段階認知機構の原初的機能は自己保存にあり、意識下・自動的認知機構の失調である状況意味失認に基づく症状形成機序、例えば〈背景知覚の偽統合化〉においては気付き亢進から意味妄想・妄想気分〜妄想知覚／被害妄想への症状進展には〈「自己保存の危機」の意識上・自覚的認知〉が関与しており、〈緊迫感の形成〉ではすべての症状の形成に〈「自己保存の危機」の意識下・無自覚的認知〉が関与しているからです。さらに付け加えるならば、被害的内容の幻声や被害妄想が極限に達するならば、それもまた〈「自己保存の危機」の意識上・自覚的認知〉を生み出すでしょうが、ここにおいて「自己保存の危機」とは生命危急であって、ゆえに統合失調症においても下層意志機制の発動を介する原始反応が生じ得るのです。ただ、ここで注釈を加えなければならないのは、「自己保存の危機」とカギ括弧を付けていますように、それは外界に実際に存在するもの（これを客観的危急的事態と名付けます）ではなく、あくまでも精神内界における認識にすぎない（これを主観的危急的事態と名付けます）のです。ですが、客観的危

生命危急反応の症状
―原始反応と緊張病症候群との関係性―

生命危急的事態	症状
客観的危急的事態	運動暴発 擬死反射 （原始反応）
↓ 主観的危急的事態	緊張病性興奮 緊張病性昏迷 （緊張病症候群）

症状形成の目的　：　生命危急的事態からの脱出

スライド48

急的事態といえども、それが即、原始反応を惹き起こすのではなく、あくまでも当該の人にその危機が認識されて初めて発動するものである以上、主観的危急的事態、すなわち外界に実際になく、精神内界における認識だけの、誤った、いわば偽りの原因による「自己保存の危機」であっても、それは原始反応を生じさせしめるのです。私が統合失調症における原始反応の発動である緊張病症候群を「偽因性原始反応」と称したのは、そういうわけによるのです。

いま述べましたことをスライド48にまとめましたが、生命危急的事態を客観的危急的事態から主観的危急的事態へと拡張して得られたのが緊張病症候群であるということです。

関連自著文献

中安信夫：緊張病症候群の成因論的定義─偽因性原始反応として．中井久夫編：分裂病の精神病理と治療3. p.1-28, 星和書店, 東京, 1991.（中安信夫：増補改訂 分裂病症候学─記述現象学的記載から神経心理学的理解へ．星和書店, 東京, 2001 に所収）

中安信夫：第5章 自己保存本能の果たす役割─症候は「自己保存の危機」によっても形作られる．中安信夫：体験を聴く・症候を読む・病態を解く─精神症候学の方法についての覚書. p.123-139, 星和書店, 東京, 2008.

離人症体験の症候学的特徴

1. 簡潔な用語で表現することが極めて難しい。

2. 異常は精神機能の全領野にわたって現れる。

3. 主観的訴え（症状）と客観的所見（徴候）が乖離しており、症状に相応する徴候が見出せない。

スライド49

5) 対象化性質の異常態

スライド49

それでは最後、第5の〈対象化性質の異常態〉の議論に入ります。

この議論は、その当初は統合失調症の病態心理としてではなく、離人症をどう理解するかという考察から入りました。私の理解するところ、離人症の症候学的特徴はスライド49にまとめました3つと思います。

その1は、離人症体験を簡潔な用語で表現することが極めて難しいことです。いや、それにはすでに「離人症」という用語が与えられているではないかという反論が予測されますが、離人症という訳語の原語であるフランス語のdépersonnalisationの原義は人格喪失感であって、この用語はHaug, K.の3分類の自己精神離人症にはあてはまっても身体精神離人症、とりわけ外界精神離人症にはあてはまりません。ちなみに、この離人症体験を患者の実際の訴えに基づいて精細に表現された井上晴雄先生は、それに自己存在感喪失、実行意識喪失、自己同一感喪失、親和感喪失、有情感喪失、外界隔絶感、外界実在感喪失、自己身体生命感喪失、自己身体自己所属感喪失、自己身体存在感喪失、自己身体他者感、自己身体内他者存在感と12種の症状名を与えられておりますが、このように数え上げてもなお実際の離人症体験のすべてを表現しえてはいないのではないか、時間体験や空間体験の異常はすぐにも追加できるのではないか

離人症体験の症候学的特徴

1. 簡潔な用語で表現することが極めて難しい。

2. 異常は精神機能の全領野にわたって現れる。

3. 主観的訴え（症状）と客観的所見（徴候）が乖離しており、症状に相応する徴候が見出せない。

スライド49

と思えます。つまるところ、一言で言えるような簡潔な用語で離人症体験は表現しえないのです。

　その2は、重篤で典型的な離人症にあっては、すでにいま述べました井上先生の症状名にありますように、その異常は自己精神、身体精神、外界精神にとどまらず、時間体験、空間体験をも含めて体験のあらゆる面において現れる、すなわち精神機能の全領野にわたって異常が現れることです。

　その3は、離人症にあっては主観的訴え（症状）と客観的所見（徴候）が乖離しており、症状に相応する徴候が見出せないことです。例えば、患者は外界知覚の疎隔を訴えますが知覚の検査ではなんらの異常も認められませんし、「感情がまったくなくなった」と述べますが、その訴え方は言葉とは裏腹に苦悶状です。

　この3つは離人症の定義ではなく、あくまでも症候学的特徴ですが、私はそこに離人症を定義づける糸口があると感じました。

心的体験の成立

　主体 S は営為する主体（営為主体：S_1）と体験する主体（体験主体：S_2）に分けて記載してある。従来の言葉でいえば、S_1 は客我であり、S_2 は主我である。

　ただし、主体を対象化しようとする時に限り、S_1 と S_2 の分離が反省的に自覚されるのであって、通常は一体のものとし機能し、自覚されない。

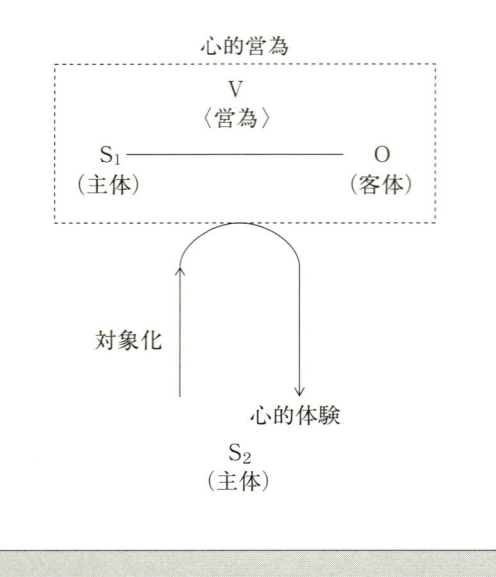

```
                    心的営為
        ┌─────────────────────┐
        │         V           │
        │       〈営為〉       │
        │                     │
        │ S₁ ───────────── O  │
        │（主体）      （客体）│
        └─────────────────────┘
                     │
          ↑          │
                     ↓
        対象化         心的体験

                  S₂
                （主体）
```

スライド 50

スライド50

　スライド50は、Jaspersの言う対象化と私、中安の言う対象化の違いとしてお示ししましたスライド29の右欄を、改めて「心的体験の成立」と題して図示したものです。主体Sと客体Oとが営為Vで結びつけられたS-V-Oの総体が心的営為であり、これに対象化が行われた結果生じるのが心的体験であるということですが、この図を参照しつつ、いま述べました離人症体験の症候学的特徴を検討してみます。

　まず注目されるのは特徴3、すなわち離人症体験においては症状に相応する徴候が欠けていることです。症状とは主観的な訴えであり、したがって心的体験であること、またもしその心的体験の成立が心的営為そのものの障害に基づくとするならば、それは客観的所見である徴候に反映されるはずであることを考慮すると、この特徴3はスライド50の心的体験の成立図式において心的営為に障害はないのに心的体験には異常があるものということになり、ここに離人症は対象化の障害によるものではなかろうかという仮説が浮かび上がってきます。そして、この仮説は特徴2、すなわち離人症体験においては異常は精神機能の全領野にわたって現れることをも難なく説明してくれるものとなります。と申しますのは、もし対象化の障害によるものであれば、心的営為の形式が知覚、表象、思考、その他のなんであろうと、またそこで限定的に対象化されるものが主体であろうと営為であろうと客体であろうと、体験のすべてにわたって異常が現れるのは理の当然だからです。

　こうして、離人症が対象化の障害によるものであろうという

心的体験の成立

主体 S は営為する主体（営為主体：S_1）と体験する主体（体験主体：S_2）に分けて記載してある。従来の言葉でいえば、S_1 は客我であり、S_2 は主我である。

ただし、主体を対象化しようとする時に限り、S_1 と S_2 の分離が反省的に自覚されるのであって、通常は一体のものとし機能し、自覚されない。

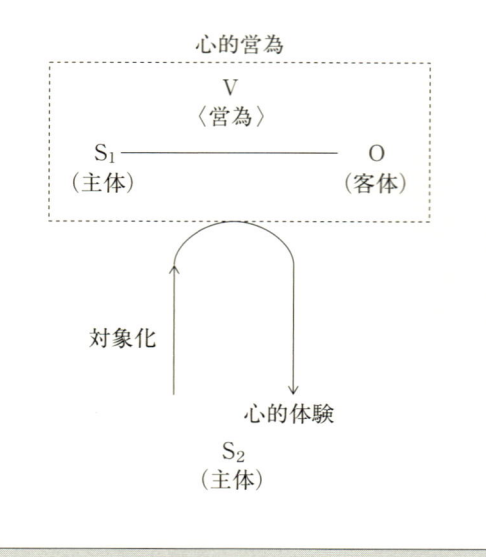

```
                    心的営為
        ┌─────────────────────────┐
        │            V            │
        │          〈営為〉         │
        │  $S_1$ ─────────── O    │
        │ （主体）        （客体）   │
        └─────────────────────────┘
                    │
         対象化     │
                    ↓
                              心的体験
                               $S_2$
                             （主体）
```

スライド 50

考えは私にとってほぼ確実なものとなりましたが、対象化の障害であるとしてもその内実はいかなるものであろうかという疑問が改めて浮かび上がってまいりました。と申しますのは、心的営為を対象に転じるという、文字通りの対象化自体、それは旧来言うところの自我意識や対象意識ですが、それらは離人症においても成立しているからです。ここで注目されましたものが特徴1です。繰り返しますが、特徴1とは離人症体験を簡潔な用語で表現することは極めて難しいというもので、患者の訴えに沿う形で症状名を与えるならば、例えば先の井上先生のごとく数々の名称を用いなければならないのですが、ここで注目されたのがその症状名の大半が「○○喪失」と記載されるものであったことです。すなわち、離人症体験においては'何か'が喪失ないし脱落しているのです。そして、この'何か'を表現することが難しいのですが、少なくともこの'何か'は正常の対象化には伴っていることだけは確かであると私には思えました。その'何か'とは例えば空気のようなものであって、失われて初めてその存在が知れるようなもので、それゆえにそれを表現することが難しいのですが、私はその'何か'を、対象化に伴うものであるという意味合いで「対象化性質」と名付けました。この「対象化性質」という用語は論理的ではありますがいささか硬い表現でして、もう少しわかりやすい言葉を捜していって、広い意味での「実感」という言葉に行き着きました。そして、それと同時に心的営為そのものには「形象」という言葉を当てるのが相応しいと思えました。以上まとめますと、離人症では心的営為そのものの対象化は可能なのですが正常の対象化には

心的体験の成立

　主体 S は営為する主体（営為主体：S_1）と体験する主体（体験主体：S_2）に分けて記載してある。従来の言葉でいえば、S_1 は客我であり、S_2 は主我である。

　ただし、主体を対象化しようとする時に限り、S_1 と S_2 の分離が反省的に自覚されるのであって、通常は一体のものとし機能し、自覚されない。

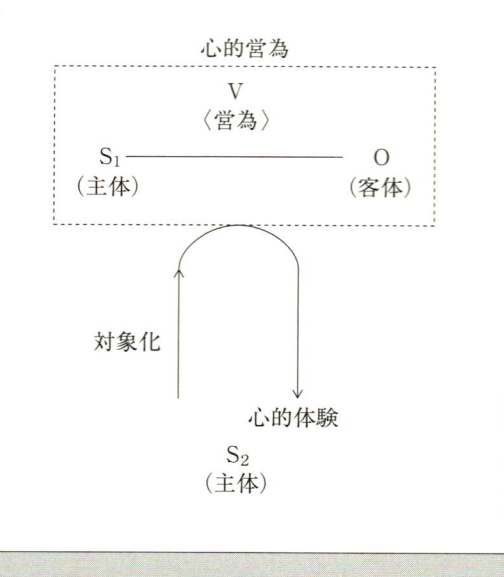

心的営為
V
〈営為〉
S_1 ——————— O
（主体）　　　　　（客体）

対象化

心的体験
S_2
（主体）

スライド50

伴っているはずの対象化性質が欠けている、すなわち離人症は「対象化性質の脱落態」と表現しうるものであり、わかりやすい日常語で表現するならば'実感なき形象'と言えるものと思えます。

対象化性質の異常態（脱落態と幻性態）についての理論

	正常の対象化	脱落態	幻性態
心的営為	＋	＋	－
対象化性質	＋	－	＋

　　　　　　　　　　　　　↓　　　　↓
　　　　　　　　　'実感なき形象'　'形象なき実感'

注：正常の対象化においては、心的営為（形象）に対象化性質（実感）が付与されると考えられる。

スライド51

スライド51

　いま述べましたことを表示したものが、スライド51の網かけした部分です。注に記しましたが、正常の対象化においては、心的営為（形象）に対象化性質（実感）が付与されると考えられますが、離人症においては対象化に際して心的営為自体は存在し、感知される（＋）のですが、なにゆえか対象化性質が脱落してしまう（－）のです。

　離人症体験を分析してみますと以上述べたようになるのですが、ここで私は1つの着想、と言っても最初はお遊びのようなものですが、1つの着想を得ました。それは、心的営為と対象化性質に与えた（＋）と（－）を逆転させてみたらどうなるのだろうか。すなわち、スライド51のうち、網かけした部分の右隣りですが、心的営為は存在しない（－）のに対象化性質は現れてくる（＋）、言うならば対象化性質がまぼろしのごとく現れてくるもの、すなわち「対象化性質の幻性態」、いわば'形象なき実感'も理論的には考えられるのではないかと。そしてそれに合致する症状があるならば、これも症状理解の1つの方法になりうるのではなかろうかと考えたのです。こうした考え方はすでに述べました〈背景思考の聴覚化〉論および〈背景思考の発語化〉論で、まずは理論的に有り得べき現象形態を想定し、実際にそれに合致する症状があるか否かを検索したのと同じ方法です。

　そして、この「対象化性質の幻性態」に合致する症状としてすぐに1つの症状が思い付かれました。それは、人やその類似物の存在がなんらの感覚要素もなしに、ありありと感知される

対象化性質の異常態（脱落態と幻性態）についての理論

	正常の対象化	脱落態	幻性態
心的営為	＋	＋	－
対象化性質	＋	－	＋

脱落態 → '実感なき形象'
幻性態 → '形象なき実感'

注：正常の対象化においては、心的営為（形象）に対象化性質（実感）が付与されると考えられる。

スライド 51

体験と定義される実体的意識性です。この症状においては、「感覚要素もなしに」ですから対象化の素材である心的営為、すなわち形象はないと判断されますが、それにもかかわらず存在しないはずの「人やその類似物」の存在感、すなわち実感は感知されるのです。

対象化性質の異常態（脱落態と幻性態）としてこの存在が予測された症状とその実在

			脱 落 態	幻 性 態	
				実体的意識性（広義）	
主体(S)			自己精神離人症(存在感喪失)	二重心（存在感）*	
営為(V)			自己精神離人症(実行感喪失)	二重心（実行感）*	
客体(O)	自己身体	外部的形象	身体精神離人症	身体外空間	実体的意識性による二重身
				身体内空間	体感による二重身
		内部的形象			体感異常
	外界	人とその類似物	外界精神離人症：現実感喪失		実体的意識性（狭義）：者意識性
		事物			事物に関する実体的意識性：物意識性*

注：＊を付した症状はこれまでに報告されていないか、もしくは体験記載があるとしても、それとして十分に認識されてこなかった症状である。その他の症状はすべて報告されている。

スライド52

スライド52

　以上の「対象化性質の脱落態」ならびに「対象化性質の幻性態」、この両者を合わせて私は「対象化性質の異常態」と呼びましたが、この「対象化性質の異常態」としてどのような症状が想定されるか、そしてそれらが実際に存在するか否かを検討した結果がスライド52です。心的営為S-V-Oを構成している主体（S）、営為（V）、客体（O）ごとに脱落態と幻性態を検討してみましたが、ここでは脱落態である離人症の説明は省略させていただき、幻性態についてのみ説明いたします。まずは主体（S）の幻性態とは、主体すなわち自分の心の存在を感知するということになるのですが、心的営為を対象化している、その当の自分は当然のごとく存在しているのですから、ここで感知されるのは「（まぼろしの）もう一人の自分の心」であって、症状名を与えるならば二重心（存在感）ということになります。次いで営為（V）の幻性態とは、営為に伴う実感を実際には営為はないのに感知するということになるのですが、その営為は当然のごとく「（まぼろしの）もう一人の自分の営為」ですから、症状名を与えるならば二重心（実行感）ということになります。最後の客体（O）の幻性態の想定はいささか複雑になります。まずは客体（O）は自己身体と外界とに二分され、一方の自己身体はさらに外部的形象と内部的形象とに二分され、外部的形象についてはさらに身体外空間と身体内空間とに二分されて結局3分割されますし、他方外界は人とその類似物（これは例えば幽霊のようなものです）ならびに事物とに2分割されて、つまるところスライド52にありますように客体（O）は5分割

対象化性質の異常態(脱落態と幻性態)としての存在が予測された症状とその実在

			脱 落 態	幻 性 態	
			離人症	実体的意識性(広義)	
主体(S)			自己精神離人症(存在感喪失)	二重心(存在感)*	実体的意識による二重身
営為(V)			自己精神離人症(実行感喪失)	二重心(実行感)*	体感による二重身
客体(O)	自己身体	外部的形象	身体精神離人症	身体外空間	
				身体内空間	
		内部的形象			体感異常
	外界	人とその類似物	外界精神離人症:現実感喪失		実体的意識性(狭義):者意識性
		事物			事物に関する実体的意識性:物意識性*

注:*を付した症状はこれまでに報告されていないか、もしくは体験記載があるとしても、それとして十分に認識されてこなかった症状である。その他の症状はすべて報告されている。

スライド52

されることになります。こうして5分割された幻性態の個々に症状名を与えるならば、順次、実体的意識性による二重身、体感による二重身、体感異常、実体的意識性（狭義）：者意識性、事物に関する実体的意識性：物意識性ということになります。以上、「対象化性質の幻性態」として想定された7種の症状は、その中には皆さん聞いたことのないような奇妙な症状名もあるとは思いますが、私の検討によればすべて実際に存在しており（ただし、＊を付けました3種、すなわち二重心（存在感）、二重心（実行感）、事物に関する実体的意識性：物意識性はこれまでに報告されていないか、もしくは体験記載があるとしても、それとして十分に認識されてこなかった症状です）、私はこの「対象化性質の幻性態」という病態があることを確信いたしました。そして、これら7種の症状は、そのすべてが'形象なき実感'というものであって、広義の、広い意味での実体的意識性と言えるものでした。

　さて、お遊び的に作ってきた、完成された、このスライド52をつらつら眺めているうちに、私はその当初思ってもいなかった症状が幻性態の中にあることに気付き、驚きました。その症状とは体感異常です。

内因性若年-無力性不全症候群
endogene juvenil-asthenische Versagenssyndrome（1）

- 1968年 Glatzel, J. und Huber, G. により提唱

- トリアス
  （1）身体感情障害 Leibgefühlsstörung〈体感異常〉
  （2）疎隔体験 Endfremdungserlebnis〈離人症〉
  （3）思考障害 Denkstörung

- 疾患論的位置づけ
「統合失調症なき統合失調症 schizophrenia sine schizophrenia」
（Huber, G.）

スライド53

スライド53

　なにゆえに私は驚いたのか。それは脱落態である離人症と幻性態である体感異常との臨床的合併を中核とする1つの臨床単位を報告した論文があったからです。ここにおいて、敷衍すれば「対象化性質の脱落態」と「対象化性質の幻性態」とはたんに静態的に逆の病態であるというだけでなく、それを超えて両者の間にはなんらかの、より一層の強い関連があるのではないかと考え付かれました。

　さて、その論文とはGlatzel, J.とHuber, G.とが1968年、Pschiat. Clin.に報告した"Zur Phänomenologie eines Typs endogener juvenil-asthenischer Versagenssyndrome"（邦訳：内因性若年-無力性不全症候群の一型に関する現象学）です。スライド53にありますように、内因性若年-無力性不全症候群endogene juvenil-asthenische Versagenssyndromeとは身体感情障害、疎隔体験、思考障害をトリアスとする症候群であり、その疾患論的位置づけとして「統合失調症なき統合失調症」とされているものですが、ここに身体感情障害とは体感異常をさしており、また疎隔体験とは離人症をさしておりますので、離人症と体感異常の臨床的合併が述べられているわけです。

内因性若年-無力性不全症候群
endogene juvenil-asthenische Versagenssyndrome（2）

本症候群を提唱するに至った経緯ないし問題意識（原典より引用）

　神経衰弱の異質群の内部においていくつかの症候群を取り出そうとする試み、特に「神経衰弱」があとからみると内因性精神病（中安注：統合失調症）の初期段階か不全型であるとわかるような諸病像を現象学的に鑑別し、出来るだけ早期に把握しようとする試み（①）は、やりがいのあることだと思う。〈中略〉
　精神病理学的現象像において際立った一致を示した一群の患者が結晶化してきた。この一致はすべての神経衰弱を結びつけている身体的・精神的作業能力低下という主症状を超えるものであった。われわれは体験的現象的によく理解できる一定の異常な体験様式によって特徴づけられる一つの愁訴型（ein Beschwerdetypus）を発見した（②）。

① → 統合失調症の初期段階もしくは不全型の鑑別を目的としたものである。
② → 一つの愁訴型、すなわちトリアスを構成する3種の症状の臨床的合併（症状複合 Symptomenkomplex）に着目したものであって、他の症状の存在を否定したものではない。

スライド54

スライド54

　スライド53において、内因性若年-無力性不全症候群の疾患論的位置づけが「統合失調症なき統合失調症」とされていることを述べましたが、Glatzelらがこの症候群を提唱するに至った経緯ないし問題意識を原典から引用しましたものがスライド54です。

　下線部が重要な箇所ですが、まず上段の下線①を読み上げます。「『神経衰弱』があとからみると内因性精神病（中安注：統合失調症）の初期段階か不全型であるとわかるような諸病像を現象学的に鑑別し、出来るだけ早期に把握しようとする試み」と記されておりますが、これからは、内因性若年-無力性不全症候群の提唱が統合失調症の初期段階もしくは不全型の鑑別を目的としたものであることがわかります。そうであるならば、Glatzelらの関心と初期統合失調症を提唱した私の関心とは重なることになります。

　次いで下段の下線②ですが、「この一致はすべての神経衰弱を結びつけている身体的・精神的作業能力低下という主症状を超えるものであった。われわれは体験的現象的によく理解できる一定の異常な体験様式によって特徴づけられる一つの愁訴型（ein Beschwerdetypus）を発見した」とあり、これからは、内因性若年-無力性不全症候群とは１つの愁訴型、すなわちトリアスを構成する３種の症状の臨床的合併（症状複合）に着目したものであって、他の症状の存在を否定したものではないということがわかります。となりますと、Glatzelらの原典の中に、離人症や体感異常はすでに初期統合失調症症状の中に含まれて

内因性若年-無力性不全症候群
endogene juvenil-asthenische Versagenssyndrome（2）

本症候群を提唱するに至った経緯ないし問題意識（原典より引用）

　神経衰弱の異質群の内部においていくつかの症候群を取り出そうとする試み、特に「神経衰弱」があとからみると内因性精神病（中安注：統合失調症）の初期段階か不全型であるとわかるような諸病像を現象学的に鑑別し、出来るだけ早期に把握しようとする試み（①）は、やりがいのあることだと思う。〈中略〉
　精神病理学的現象像において際立った一致を示した一群の患者が結晶化してきた。この一致はすべての神経衰弱を結びつけている身体的・精神的作業能力低下という主症状を超えるものであった。われわれは体験的現象的によく理解できる一定の異常な体験様式によって特徴づけられる一つの愁訴型（ein Beschwerdetypus）を発見した（②）。

① → 統合失調症の初期段階もしくは不全型の鑑別を目的としたものである。
② → 一つの愁訴型、すなわちトリアスを構成する３種の症状の臨床的合併（症状複合 Symptomenkomplex）に着目したものであって、他の症状の存在を否定したものではない。

スライド54

いるものですが、その他の、私が〈背景知覚の偽統合化〉、〈背景思考の聴覚化〉、あるいは〈緊迫感の形成〉などの機序によって形成されるとしている、代表的な初期統合失調症症状も記載されているのではなかろうかという推測が出てまいります。そして、これを原典にあたって確かめたところ、Glatzelらが注目したものが先のトリアスであるだけにその他の症状記載は少ないのですが、確かにいくつかの初期統合失調症症状が散見されたのでした。

　以上のことからは、離人症をどう理解するかということから始まった私の考察は、「対象化性質の脱落態」から「対象化性質の幻性態」へと展開し、そしてさらに脱落態である離人症と幻性態である体感異常の臨床的合併から内因性若年−無力性不全症候群という臨床単位への着眼に到達し、さらに内因性若年−無力性不全症候群はトリアスである3つの症状に注目したものであって他の症状の存在が否定されたわけではなく、実際原典の中に初期統合失調症症状の記載があるという発見をもたらし、ここにこれまでの議論が一気に統合失調症の病態心理の考察へと繋がることになったのです。

離人症もしくは体感異常に注目して報告された本邦7文献33症例に占める
内因性若年-無力性不全症候群症例および陽性初期統合失調症状症例の割合

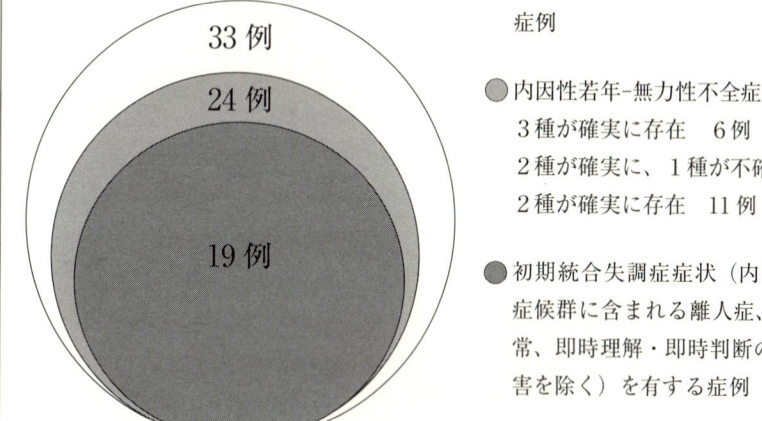

○ 離人症もしくは体感異常に注目して報告された
　症例

● 離人症もしくは体感異常に注目して報告された症例のトリアスのうち
　内因性若年-無力性不全症候群に確実に存在　6例
　3種が確実に、1種が不確実ながら存在　7例
　2種が確実に、1種が不確実に存在　11例
　2種が確実に存在

● 初期統合失調症状（内因性若年-無力性不全
　症候群に含まれる離人症、現実感喪失、体感異
　常、即時理解・即時判断の障害、即時記憶の障
　害を除く）を有する症例

33例
24例
19例

スライド55

スライド 55

　ただ私は、離人症に代表される「対象化性質の脱落態」、体感異常に代表される「対象化性質の幻性態」を統合失調症の病態心理との関連で考察することに入る前に、いま一度、内因性若年-無力性不全症候群を統合失調症圏のものと考えていいという証拠固めをしたいと願いました。

　しかしながら、私がこの問題に着手した1994年当時、諸外国において内因性若年-無力性不全症候群の報告例があったのはGlatzelらの一連の論文だけであり、またわが国においては1987年、この臨床単位を初めてわが国に紹介された永田俊彦先生の5症例の報告があるだけでした。そこで私が注目しましたのは、わが国において各々別個に報告されていた離人症の症例報告と体感異常の症例報告で、そこに思考障害の記載とともに、離人症の症例には体感異常の、逆に体感異常の症例には離人症の症状記載があるのではないか、すなわち離人症のみに注目した症例報告、あるいは体感異常のみに注目した症例報告の中に、原著者にはそれと知られずして、じつは内因性若年-無力性不全症候群である症例が紛れ込んでいるのではないかと推測したのでした。

　その検討結果がスライド55です。詳しい病歴記載のある離人症の4文献、体感異常の3文献の、合わせて7文献33例が検討の対象となりましたが、結果は推測通りで、報告例33例のうち24例、72.7％が内因性若年-無力性不全症候群と一応看做しうるものでした。いま「一応看做しうる」と言ったのは、正確に言えばトリアスの3種すべてが確実に存在するのが6例、

離人症もしくは体感異常に注目して報告された本邦7文献33症例に占める内因性若年-無力性不全症候群症例および陽性初期統合失調症状症例の割合

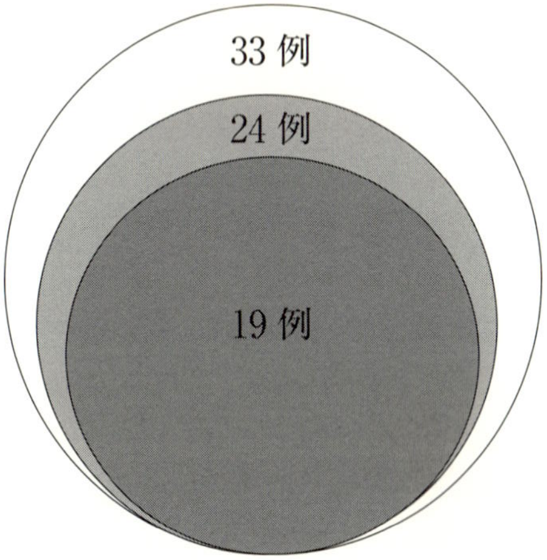

○離人症もしくは体感異常に注目して報告された症例　33例

● 内因性若年-無力性不全症候群のトリアスのうち
3種が確実に存在　6例
2種が不確実に、1種が不確実ながら存在　7例
2種が確実に存在　11例

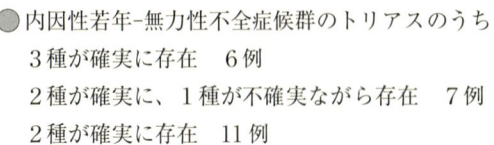

● 初期統合失調症状（内因性若年-無力性不全症候群に含まれる離人症、現実感喪失、体感異常、即時理解・即時判断の障害、即時記憶の障害を除く）を有する症例

24例

19例

スライド55

2種が確実に存在し、他の1種が不確実ながら存在するのが7例、2種が確実に存在するのが11例であったからです。そして、ここが重要なのですが、これら24例のうち19例、79.2％に、内因性若年-無力性不全症候群のトリアスである疎隔体験に含みうる離人症と現実感喪失、それと身体感情障害である体感異常、それと思考障害に含みうる即時理解・即時判断の障害と即時記憶の障害という初期統合失調症症状以外の、その他の初期統合失調症症状の記載が認められたのです。これら7文献はそのいずれもが私が初期統合失調症の概念を提唱した1990年以前に発表されていたものであって、当然のことながら報告者は私の初期統合失調症症状をご存知ないはずです。また、各々、離人症なり体感異常なりに注目されていて、その他の症状への関心は少なかったはずです。そのような、いわば悪条件においてもなお、79.2％、4／5弱の症例に初期統合失調症症状がそれと知られず記載されていたということは大変な驚きですし、もしも私の初期統合失調症の提唱が先行しており、その症状を知り、かつそれらに注目して症例を観察していたならば、ここにそれと知られずして報告されていた内因性若年-無力性不全症候群の全例で初期統合失調症症状の併存が確認できただろうと思われました。それを裏付ける事実ですが、永田先生の報告以来、徐々に増えてきたわが国での内因性若年-無力性不全症候群の症例報告について私が1997年の時点で検討したところ、詳しい病歴記載のある6文献7症例の全例に初期統合失調症症状が認められました。

　以上のことから私は、内因性若年-無力性不全症候群とは初

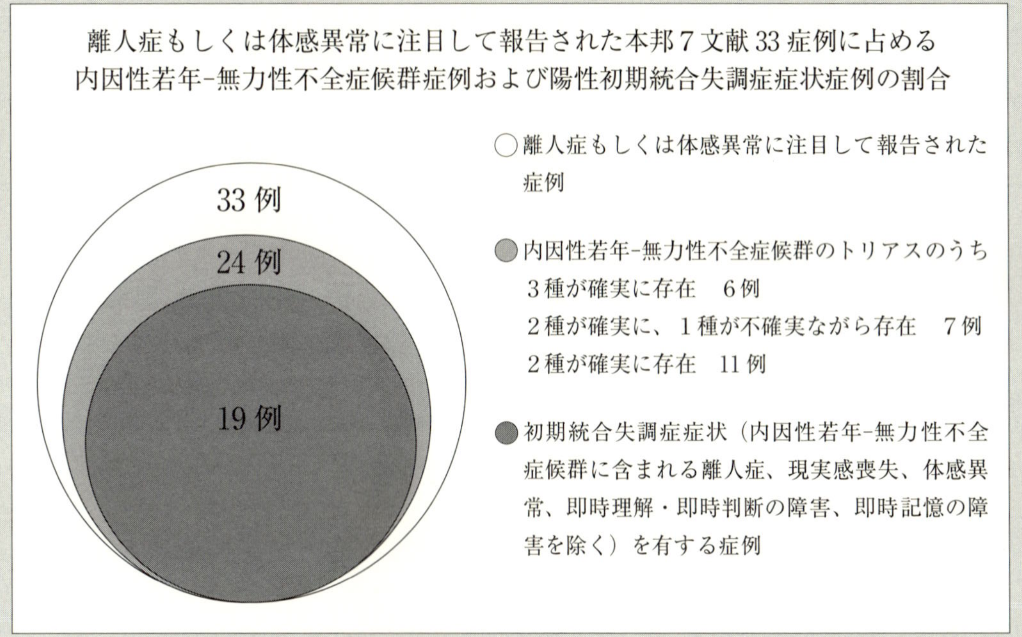

離人症もしくは体感異常に注目して報告された本邦 7 文献 33 症例に占める
内因性若年-無力性不全症候群症例および陽性初期統合失調症状症例の割合

○ 離人症もしくは体感異常に注目して報告された症例

● 内因性若年-無力性不全症候群のトリアスのうち
　3 種が確実に存在 6 例
　2 種が確実に、1 種が不確実ながら存在 7 例
　2 種が確実に存在 11 例

● 初期統合失調症症状（内因性若年-無力性不全症候群に含まれる離人症、現実感喪失、体感異常、即時理解・即時判断の障害、即時記憶の障害を除く）を有する症例

33 例
24 例
19 例

スライド 55

期統合失調症症状スペクトラムのうちから離人症と現実感喪失を疎隔体験として、体感異常を身体感情障害として、即時理解・即時判断の障害と即時記憶の障害を思考障害として切り出し、トリアスとしてまとめただけのものであって、じつは初期統合失調症なのであると結論づけました。ただ、トリアスに含まれているこれらの症状が前景を占めている症例があるのは事実であり、ゆえに私はそうした症例を臨床的には「初期統合失調症の変異型」と呼んでおります。

ファントム短縮仮説（安永）と状況意味失認−内因反応仮説（中安）の比較

	ファントム短縮仮説	症状名	状況意味失認−内因反応仮説
障害を受ける機能	ファントム機能系		意識下・自動的認知機構
障害	ファントム短縮		状況意味失認
症状形成機序	短縮したファントム距離と既成の図式距離とのずれ		障害された下位機構に対する健常な上位機構の応答（内因反応）
症状系列	A-F：知覚の離人症化 ((AB))-F：表象の偽知覚化 E-eB：置き去り効果 E-((AB))：自我図式の偽自極化	離人症 妄想知覚 させられ体験 幻声 擬憑依 被注察感 まなざし意識性 緊張病症候群	対象化性質の脱落感 背景知覚の偽統合化 背景思考の聴覚化 緊迫感の形成 偽因性原始反応

注：症状系列の対応関係、ならびに両者が説明可能な症状は主だったもののみを示す。

スライド56

スライド56

　内因性若年-無力性不全症候群とは初期統合失調症であり、それを構成している離人症と体感異常とが合併的に出現するとなると、前者の病態と考えられる「対象化性質の脱落態」と後者の病態である「対象化性質の幻性態」はともに統合失調症の病態であり、かつ同時的に生成するものと考えられることになります。私がこれまで「病態」というやや曖昧な表現に終始してきましたのは、それらの同時的生成を説明する症状形成機序を説明しえていないからですが、これからその議論に入ります。

　きっかけはたまたま、偶然に与えられたものでした。それは、以上述べました考えに行き着いて間もない1990年の日本精神病理学会第13回大会のシンポジウム「『ファントム理論』をめぐって」にて、統合失調症の症状機構論に関する安永浩先生のファントム理論を批判的に論じる機会が与えられたことでした。スライド56に要約を掲げましたが、安永先生のファントム短縮仮説と私の状況意味失認-内因反応仮説は次の4点において類似性を有するものでした。その1は両者ともに仮説の狙いが統合失調症の症状形成機序にあること、その2は障害を受けるとされるファントム機能および意識下・自動的認知機構は両者ともに自己保存にとって必須の機能ないし機構と措定されていること、その3はファントム短縮および状況意味失認は両者ともに統合失調症における一次的かつ唯一の障害とされており、原則的にはすべての症状形成はそこから導き出せるとされていること、その4はファントム短縮は意識外の、状況意味失認は意識下の障害であって、両者ともに症状形成は主体がその障害

ファントム短縮仮説（安永）と状況意味失認（中安）の比較

	ファントム短縮仮説	症状名	状況意味失認－内因反応仮説
障害を受ける機能	ファントム機能系		意識下・自動的認知機構
障害	ファントム短縮		状況意味失認
症状形成機序	短縮したファントム距離と既成の図式距離とのずれ		障害された下位機構に対する健常な上位機構の応答（内因反応）
症状系列	Af-F：知覚の離人症化 ((AB))-F：表象の偽知覚化 E-eB：置き去り効果 E-((AB))：自我図式の偽自極化	─ 離人症 ─ 妄想知覚 ─ させられ体験 ─ 幻声 ─ 擬憑依 ─ 被注察感 ─ まなざし意識性 ─ 緊張病症候群	─ 対象化性質の脱落感 ─ 背景知覚の偽統合化 ─ 背景思考の偽聴覚化 ─ 緊迫感の形成 ─ 偽因性原始反応

注：症状系列の対応関係、ならびに両者が説明可能な症状は主だったもののみを示す。

スライド56

を知らないために生じた、ある種の錯覚に基づくものとされていることです。このような類似を指摘できるのですが、いま述べましたことの中に両者の間にある決定的な違いもまた指摘できます。それというのは障害を受ける機能は何かという点で、安永先生の論ではそれはファントム機能系に生じたファントム短縮であり、私の論ではそれは意識下・自動的認知機構に生じた状況意味失認であることです。論立ての仕方が違うので、ファントム短縮と状況意味失認が同一のことをさしているのか、あるいは一方が他方を包摂しうるのかがすぐにはわかりかねますが、私は状況意味失認がファントム短縮を包摂しうることを論証しようと考えました。

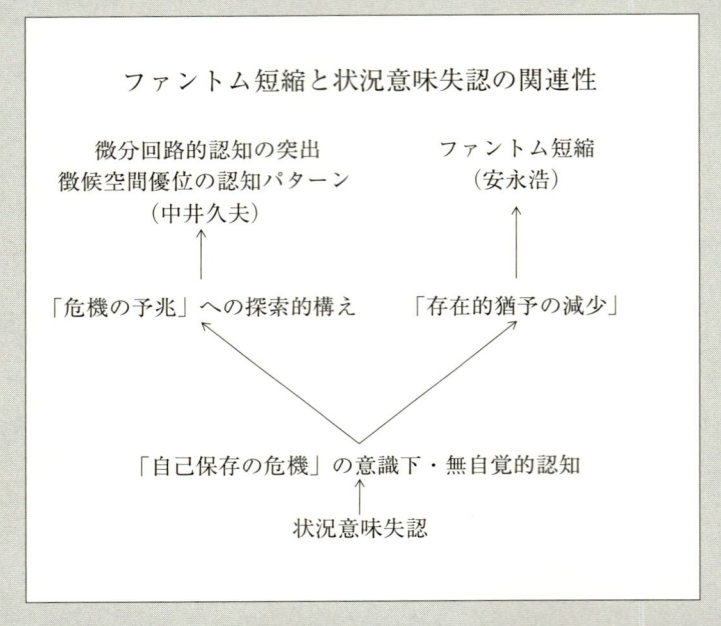

ファントム短縮と状況意味失認の関連性

微分回路的認知の突出　　　　　ファントム短縮
徴候空間優位の認知パターン　　　（安永浩）
　　（中井久夫）
　　　↑　　　　　　　　　　　　↑
「危機の予兆」への探索的構え　　「存在的猶予の減少」
　　　　↖　　　　　　　　↗
　　　「自己保存の危機」の意識下・無自覚的認知
　　　　　　　　　↑
　　　　　　状況意味失認

スライド57

スライド57

　さて、安永先生によればファントム距離とは体験の生じる場であるファントム空間における距離であり、一般には実存的余裕ないし存在的猶予の程度を表すものとされています。したがって、その距離を測定するファントム機能に障害が生じてファントム距離が短縮するならば、それは即、一方ではカギ括弧付きの、すなわち錯覚としての「存在的猶予の減少」をもたらし、他方、これもまたカギ括弧付きの「危機の予兆」への探索的構えを引き起こすことになります。

　ところで、スライド57に示しましたが、私の状況意味失認-内因反応仮説によれば、障害は意識下・自動的認知機構に生じた状況意味認知の失調、すなわち状況意味失認であり、その意識下・自動的認知機構における原初的機能が自己保存にあるわけですから、当然のごとく、これもカギ括弧付きの、すなわち錯覚としての〈「自己保存の危機」の意識下・無自覚的認知〉が生じてまいります。ここに「自己保存の危機」という錯覚が生じることが重要なのですが、これが即、安永先生の仰しゃっている「存在的猶予の減少」、ならびに「危機の予兆」への探索的構えをもたらすのです。ここで前者の「存在的猶予の減少」とはファントム短縮にほかならないのですが、ここでは、安永先生が仰しゃったこと、すなわちファントム短縮ゆえに「存在的猶予の減少」が起こるのではなく、その逆の方向、すなわち「存在的猶予の減少」ゆえにファントム短縮が起こると考えられています。また後者の「危機の予兆」への探索的構えが次に引き起こすのが、外界の些細な変化を逸速く察知しよう

ファントム短縮と状況意味失認の関連性

```
微分回路的認知の突出                    ファントム短縮
徴候空間優位の認知パターン                  （安永浩）
    （中井久夫）
        ↑                              ↑
「危機の予兆」への探索的構え      「存在的猶予の減少」
            ↖              ↗
            「自己保存の危機」の意識下・無自覚的認知
                        ↑
                    状況意味失認
```

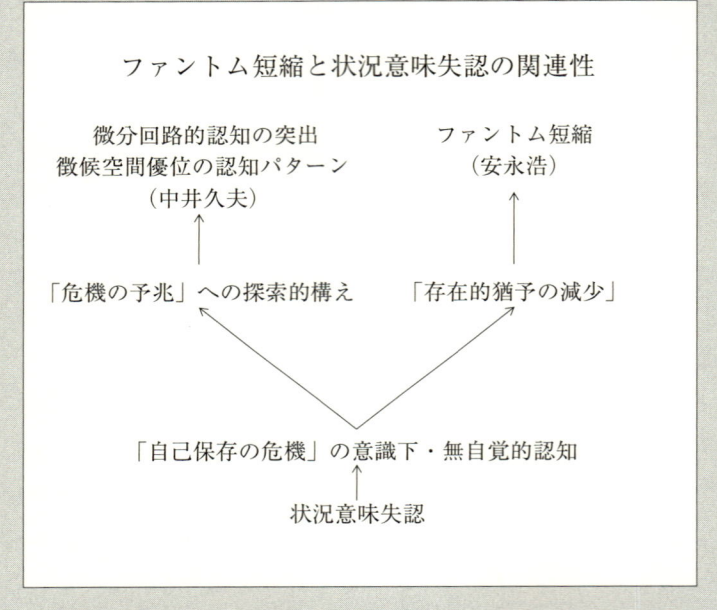

スライド 57

とする認識的構えであり、それが中井久夫先生の仰しゃった微分回路的認知の突出であり、結果としての徴候空間優位の認知パターンです。

　以上の議論を通して、私はファントム短縮は状況意味失認の果てに生じてくる二次的障害にすぎない、すなわちファントム短縮論は状況意味失認論に包摂されるものと結論づけました。

ファントム短縮による2種の錯覚とその複合
(安永論の中安理解)

	距離	強度
ファントム空間	→	←
図式空間	←	→

錯覚①
錯覚②

図式距離
ファントム距離

ファントム強度
図式強度

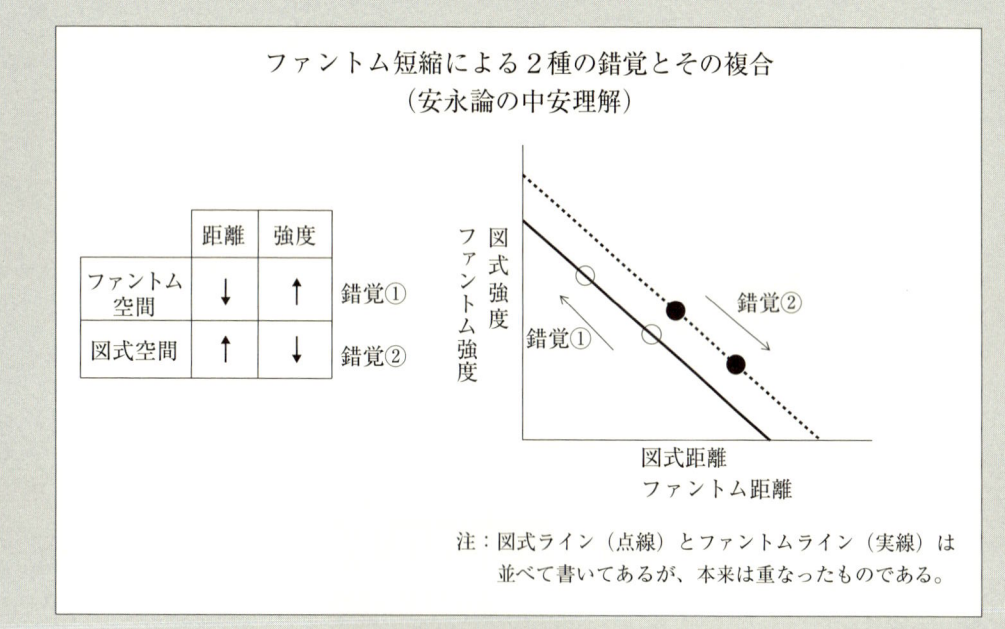

注：図式ライン（点線）とファントムライン（実線）は並べて書いてあるが、本来は重なったものである。

スライド58

　さて、いまファントム短縮は一次的障害である状況意味失認から導かれる二次的障害であると結論づけましたが、これは一方でファントム短縮が一次的障害であることを否定すると同時に、他方ではファントム短縮が起こりうる1つの可能性を示すことにもなりました。そこで次の問題として、ファントム短縮は安永先生が仰しゃったように統合失調症のすべての症状形成を説明しうるのか、それともその一部を説明するだけのものなのかという問題が浮上してまいりました。

　スライド58は、安永論に則って私が検討した最終結果を示しています。種々複雑な議論を行いましたが、得られた結果は簡単なものでした。すなわち、左欄の表にあるようにファントム空間においては距離が短縮し、強度は増大するという錯覚①が起こります。逆に図式空間においては距離が伸張し、強度は減少するという錯覚②が起こります。これを2次元図で表したものが右欄で、ファントム空間での錯覚①はファントムラインを左上へとすべり、逆に図式空間での錯覚②は図式ラインを右下へとすべり、ファントム短縮前には一致していたファントム空間と図式空間は大きく乖離することになります。

安永浩によるファントム短縮の基本的空間布置

Af-F型

ファントム距離
e ⟶ f

図式距離
E ·········⟶ F

E-eB型

e ⟶ f

E ·········⟶ F

e：自極　　　　f：対象極
E：自我図式　　F：対象図式
A：eとEの複合体　B：fとFの複合体

スライド59

スライド 59

　以上の結論を一次元の体験線に移し替えてみたいと思いますが、その前に比較の上で安永先生によって示されましたファントム短縮の空間布置の基本型を私なりに描いたものをスライド59にお示しします。まず最初に記号の意味するところを示しておきますが、eは自極、fは対象極、Eは自我図式、Fは対象図式であり、AはeとEの複合体、BはfとFの複合体です。上段のAf-F型と名付けられたものでは、体験線の起点であるA（e, E）を一致させてefというファントム距離とEFという図式距離が描かれており、fとFが乖離する形でファントム距離が短縮しております。下段のE-eB型と名付けられたものでは、体験線の終点であるB（f, F）を一致させてefというファントム距離とEFという図式距離が描かれており、eとEが乖離する形でファントム距離が短縮しております。

　さて、ここで私が疑問を呈したのは、図式距離の起点が自我図式Eと表示されていることです。と申しますのは、私には図式距離の体験主体はファントム距離の体験主体と同様に自極eとしか考えられなかったからです。

心的体験の成立

心的営為

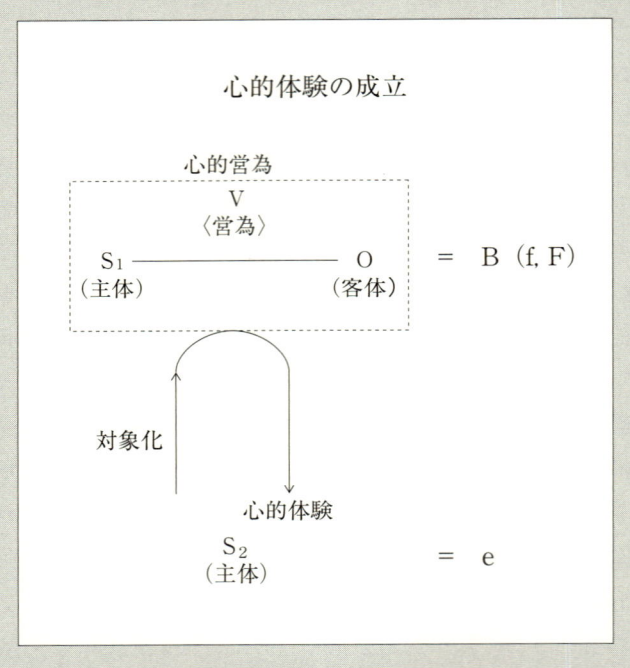

V
〈営為〉

S_1 ────── O $= B(f, F)$
(主体)   (客体)

対象化

心的体験

S_2 $= e$
(主体)

スライド60

スライド60

　このスライド60はさきほどスライド50としてお見せした「心的体験の成立」図にeとB (f, F) を書き加えたものですが、各々に等号を付けて示しましたように、自極eは観察主体ないし主我であるS_2に相当し、対象極fと対象図式Fの複合体であるBが心的営為の総体であるS_1-V-Oに相当します。ここには自我図式Eはありませんが、それというのも、繰り返し述べますが私はいわゆる自我意識は広い意味での対象意識の1つにすぎないと考えているからであって、したがっていわゆる自我意識、安永論に従えば自我図式Eは独立したものとしては存在していないからです。

安永浩によるファントム短縮の
基本的空間布置に対する中安の修正
（その１）

ef-F 型

e ──────→ f

e ·············→ F

e-eB 型

　　　　e ──────→ f

e ·············→ F

スライド61

スライド61

「安永浩によるファントム短縮の基本的空間布置に対する中安の修正（その1）」と題しましたが、先ほどのスライド59のEの部分をeに書き換えたものがスライド61です。そうしますと、ファントム空間と図式空間の体験線の起点eが一致している旧のAf-F型、いまや書き換えられてef-F型は問題ないのですが、体験線の終点であるfとFを揃えた旧のE-eB型、書き換えられてe-eB型ははたしてあり得るのかという疑問が生じてきます。と申しますのは、e-eB型ではファントム空間と図式空間の体験線の起点eがずれてしまっているからです。言い換えれば、これは自極の分裂を意味しているからです。私は先に補遺として述べました「いわゆる自我障害の症状形成機序」において、「自我意識の異常と言われてきたものも1つの対象意識の異常にすぎないのであって、それを自我障害、すなわち自我が障害されていると考えることは、仮象に欺かれた誤謬である」と述べておきました。この、そもそも自我障害なるものを否定する立場に立つならば、自極が分裂する、それはとりもなおさず自我がたんに障害されることを超えて2つの体験主体が同時に存在することとなるのですが、それはおおよそ考えられないことだからです。

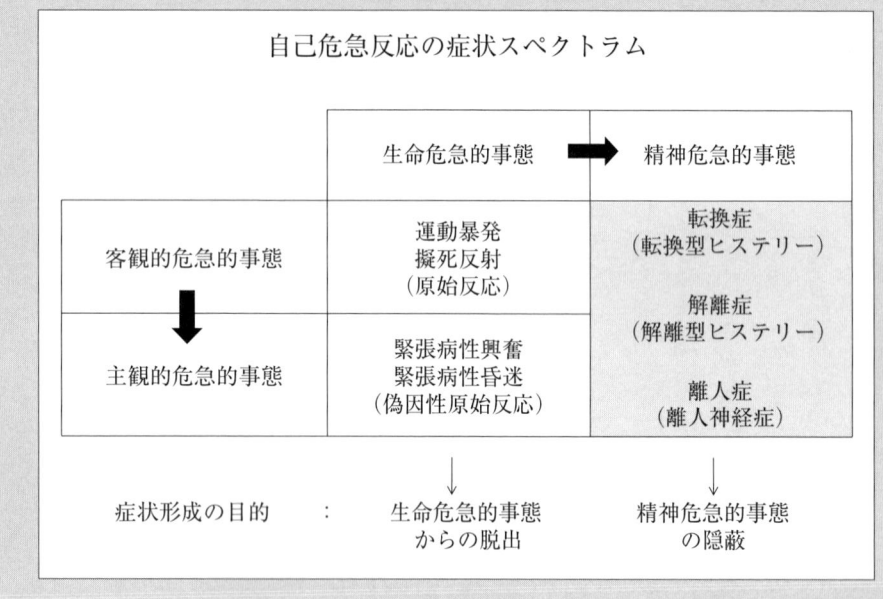

自己危急反応の症状スペクトラム

	生命危急的事態	→ 精神危急的事態
客観的危急的事態 ↓ 主観的危急的事態	運動暴発 擬死反射 （原始反応）	転換症 （転換型ヒステリー） 解離症 （解離型ヒステリー） 離人症 （離人神経症）
	緊張病性興奮 緊張病性昏迷 （偽因性原始反応）	

症状形成の目的 ： 生命危急的事態 → 精神危急的事態 からの脱出 の隠蔽

スライド62

スライド62

　いま「2つの体験主体が同時に存在することとなるのですが、それはおおよそ考えられない」と述べましたが、すぐにでも解離性同一性障害（多重人格障害）がそれに当たるのではないかという反論が寄せられそうです。ですが、私はそれは極めて安直な解離性同一性障害の理解と思います。

　「統合失調症の病態心理」というテーマを外れますが、ここで簡単に解離性同一性障害を含む解離性障害についての私の見解を述べておきます。

　スライド62は、先に〈偽因性原始反応〉論でお見せしたスライド48、これは生命危急的事態を客観的危急的事態から主観的危急的事態へと拡張して緊張病症候群の形成を説明した図ですが、拡張の方向をさらに生命危急的事態から精神危急的事態にも拡張して得られた図です。ここに言う精神危急的事態とは自己の精神的実存が危機に陥る事態、具体的には心理的葛藤や苦悩をさしていますが、自己危急反応の1つとしてあげるくらいですから、その心理的葛藤や苦悩は自殺に至るほどの著しいものに限定しております。そして、ここで想定されたものが転換症（転換型ヒステリー）、解離症（解離型ヒステリー）、ならびに離人症の3つで、いずれもが精神危急的事態の隠蔽を目的としたものと考えられます。

解離症における各種病態の状態像と〈葛藤主体の隠蔽〉の諸相

病態	状態像		
心因性健忘（全生活史健忘を除く）	限局性健忘	（もうろう状態）	
遁走		分別もうろう状態	
心因性もうろう状態（ガンゼル症候群を除く）		もうろう状態	
全生活史健忘			自己ならびに来歴の健忘
ガンゼル症候群			偽幼児症
解離性同一性障害（多重人格障害）			〔自己ならびに来歴の健忘〕／自己ならびに来歴の否認と創出

葛藤そのものの事後的被包（無意識）化 → ①現在の意識野からの葛藤の排除 → ②葛藤主体としての自己の不認知 → ③葛藤主体としての自己の変容

葛藤主体の隠蔽（狭義の解離症）

スライド63

スライド63

　そして、このスライド63が「解離症における各種病態の状態像と〈葛藤主体の隠蔽〉の諸相」を示したものです。左の欄に各種の病態を掲げ、右の欄にその状態像を示して対比できるようにしております。なお、〈葛藤主体の隠蔽〉とは、先に精神危急反応の目的を精神危急的事態の隠蔽と述べておきましたが、その隠蔽の仕方を述べたものであって、ついでながら述べておきますと、転換症におけるその隠蔽の仕方は〈葛藤対象の隠蔽〉であり、離人症における隠蔽の仕方は、転換症とは違って葛藤の対象を隠蔽することなく正しく認識し、また解離症とも違って葛藤の主体である自己を隠蔽することなく保ちつつも、実感を失うことによって葛藤による苦悩の迫真性を減じようとしたものと思われます。

　さて、最下段の網かけをしました解離性同一性障害（多重人格障害）の説明ですが、以下、論述の都合上、多重人格障害という旧来の病態名を用いて、これを行います。多重人格障害とはその言葉から想定されるような、人格が多重にある、2種以上多くある、先ほどの言い方で言うと自極eが分裂して体験主体が複数あるということではなく、私は交代人格が出現している時こそが病期であって、「自己ならびに来歴の健忘」という全生活史健忘を前提として「自己ならびに来歴の否認と創出」が行われることこそが根本的な病理であり、それは「葛藤主体としての自己の変容」を通して〈葛藤主体の隠蔽〉を図ろうとしたものであると考えています。ですから、体験主体はあくまでも交代人格が出現していない時期の、その葛藤こそ否認され

224

解離症における各種病態の状態像と〈葛藤主体の隠蔽〉の諸相

病態	状態像			
心因性健忘（全生活史健忘を除く）	限局性健忘	(もうろう状態)		
遁走		分別もうろう状態		
心因性もうろう状態（ガンゼル症候群を除く）		もうろう状態		
全生活史健忘			自己ならびに来歴の健忘	
ガンゼル症候群				偽幼児症
解離性同一性障害（多重人格障害）			[自己ならびに来歴の健忘]	自己ならびに来歴の否認と創出
	葛藤そのものの事後的被包（無意識）化	①現在の意識野からの葛藤の排除	②葛藤主体としての自己の不認知	③葛藤主体としての自己の変容
		葛藤主体の隠蔽（狭義の解離症）		

スライド63

ていますが、その時期の葛藤主体であって、これはあくまでも1つと思います。先ほど「2つの体験主体が同時に存在することとなるのですが、それはおおよそ考えられない」と述べましたが、これはいま述べました多重人格障害の病理についての考察を踏まえてのことです。

安永浩によるファントム短縮の基本的空間布置に対する中安の修正(その2)
ファントム短縮の空間布置についての中安の理解

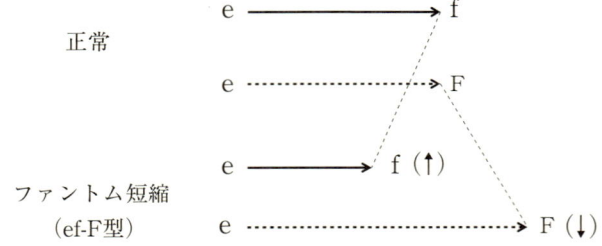

正常
- e ──────→ f
- e ┈┈┈┈┈→ F

ファントム短縮
(ef-F型)
- e ───→ f (↑)
- e ┈┈┈┈┈┈┈┈→ F (↓)

上段:ファントム距離(ef)も図式距離(eF)も常に体験主体は自極eで一致しており、正常であればその距離は同じである。

下段:ファントム短縮が起これば、ファントム空間においては距離は短縮し、強度は増大する。逆に図式空間においては距離は伸張し、強度は減少する(近接・強調化したf端で広義の実体的意識性が、遠隔・希薄化したF端で離人症が生じる)。

スライド64

スライド64

　少し脇道にそれましたが、本題に戻ります。スライド64は「安永浩によるファントム短縮の基本的空間布置に対する中安の修正（その2）」と題しましたが、ファントム短縮の空間布置についての私の最終的理解をお示ししています。上段には正常体験を示しましたが、ファントム距離（ef）も図式距離（eF）も常に体験主体は自極eで一致しており、それらの距離は同じであると考えられます。それではファントム短縮が起こるとどうなるのか。先に安永先生の仰しゃるE-eB型は起こらず、Af-F型しか考えられないと言いましたが、その型の名称はすでに書き換えられてef-F型となっています。それを下段に示しておりますが、先のスライド58で表示・図解して示しましたように、ファントム空間においては距離は短縮し、強度は増大する。逆に図式空間においては距離は伸張し、強度は減少することになります。

　最後に、以上の結論を症候学に当てはめるとどうなるでしょうか。安永論、ことにファントム空間と図式空間の論に対する私の理解では、ファントム距離の終点である対象極fとは心的営為に伴う実感をさしており、図式距離の終点である対象図式Fとは心的営為の内容ないし形象をさしていることになろうかと思います。ですから、片やファントム距離が短縮して近接化し、ファントム強度が増大して強調化した実感とは広い意味での実体的意識性であり、片や図式距離が伸張して遠隔化し、図式強度は減少して希薄化した形象とは離人症であるということになります。ここで重要なことは、スライド58の説明で述べ

安永浩によるファントム短縮の基本的空間布置に
対する中安の修正（その2）
ファントム短縮の空間布置についての中安の理解

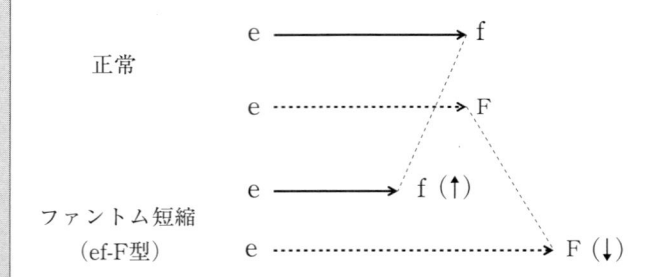

```
              e ─────────────→ f
正常
              e ·················→ F


              e ─────→ f (↑)
ファントム短縮
(ef-F型)       e ································→ F (↓)
```

上段：ファントム距離（ef）も図式距離（eF）も常に体験主体は自極 e
で一致しており、正常であればその距離は同じである。

下段：ファントム短縮が起これば、ファントム空間においては距離は
短縮し、強度は増大する。逆に図式空間においては距離は伸張し、
強度は減少する（近接・強調化した f 端で広義の実体的意識性が、
遠隔・希薄化した F 端で離人症が生じる）。

スライド64

3. 他の症状形成機序に対する状況意味失認-内因反応仮説の適用

ましたように、ファントム空間における距離の短縮と強度の増大、図式空間における距離の伸張と強度の減少はどちらか一方が起こるというものではなく、同時的に複合して起こるということです。先に述べましたように、内因性若年-無力性不全症候群においては、これまでの論述とは違って前後を入れ替えますが、「対象化性質の幻性態」、'形象なき実感'である体感異常と「対象化性質の脱落態」、'実感なき形象'である離人症とが合併して出現してくるのですが、その時は不明としていたこの臨床的合併は、この、安永先生のファントム短縮論についての私の最終的理解、簡潔にまとめるならばファントム短縮が生じるとその体験はef-F型となり、fは近接・強調化し、Fは遠隔・希薄化するで説明がつくのです。すなわち、近接・強調化したf端で体感異常が、遠隔・希薄化したF端で離人症が、それもその両者が同時に生成するのです。

　先に内因性若年-無力性不全症候群における離人症と体感異常の併存を私は「臨床的合併」と述べましたが、じつはそれは、いま述べましたように「同時的併存」であるはずなのです。その一端を示しているのが、外界精神離人症を訴える患者が述べる、例えば「目には見えないベール（ゼラチン、ガラス、あるいはたんに膜など）を通して見ているよう」という訴え方です。ここにはベール等、何かを通して見ているようなので外界の知覚がいま一つピンとこない、すなわち外界精神離人症の訴えがあるのですが、他方でその何かがベール等と表現されています。往々これは比喩的表現と看做されがちですが、これは私が広義の実体的意識性の１つとしてあげた事物に関する実体的意識

安永浩によるファントム短縮の基本的空間布置に
対する中安の修正（その２）
ファントム短縮の空間布置についての中安の理解

正常

```
e ─────────→ f
e ·············→ F
```

ファントム短縮
（ef-F型）

```
e ────→ f (↑)
e ·······················→ F (↓)
```

上段：ファントム距離（ef）も図式距離（eF）も常に体験主体は自極 e で一致しており、正常であればその距離は同じである。

下段：ファントム短縮が起これば、ファントム空間においては距離は短縮し、強度は増大する。逆に図式空間においては距離は伸張し、強度は減少する（近接・強調化した f 端で広義の実体的意識性が、遠隔・希薄化した F 端で離人症が生じる）。

スライド 64

性：物意識性と解すべきなのです。すなわち、「対象化性質の脱落態」と「対象化性質の幻性態」とが1つの訴えの中にある、まさに同時的併存を示しているのです。安永先生は離人症の症候論の中で、これを巧みにも「奇妙な実体感覚の出現」と記しておられますが、それは離人症の特徴ととらえるべきではなく、あくまでも物意識性という「対象化性質の幻性態」の必然たる併存の証左ととらえるべきであると思います。

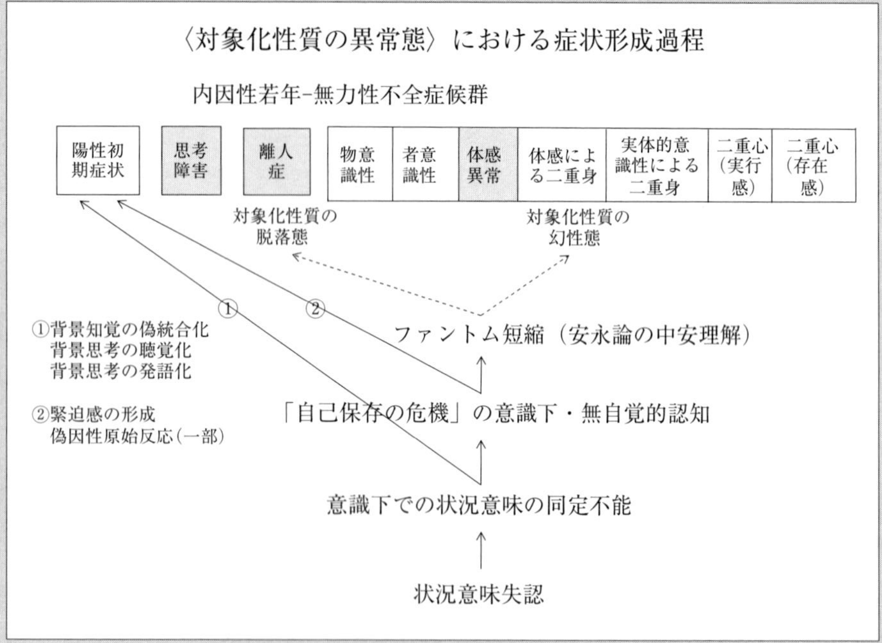

232

〈対象化性質の異常態〉における症状形成過程

内因性若年-無力性不全症候群

| 陽性初期症状 | 思考障害 | 離人症 | 物意識性 | 者意識性 | 体感異常 | 体感による二重身 | 実体的意識性による二重身 | 二重心（実行感） | 二重心（存在感） |

対象化性質の脱落態

対象化性質の幻性態

① 背景知覚の偽統合化
背景思考の聴覚化
背景思考の発語化

② 緊迫感の形成
偽因性原始反応（一部）

ファントム短縮（安永論の中安理解）

「自己保存の危機」の意識下・無自覚的認知

意識下での状況意味の同定不能

↓

状況意味失認

スライド65

スライド65

　この項の議論をまとめた最終結果がスライド65です。状況意味失認に発する症状形成機序の中で二次的にファントム短縮が生じますが、そのファントム短縮によって説明しうるのは離人症に代表される「対象化性質の脱落態」と体感異常に代表される「対象化性質の幻性態」の諸症状、ならびにその同時的併存、臨床的合併だけであって、以上のことから私は、統合失調症の症状全般を幅広く説明しうるのは状況意味失認-内因反応仮説の方であると考えます。

　なお、〈「自己保存の危機」の意識下・無自覚的認知〉からファントム短縮が生じるのは、先の、緊張病症候群の症状形成機序で述べました〈偽因性原始反応〉の場合と同じく、ヒトをも含む動物にあまねく具備された生得的反応行動様式の1つであろうと思います。生得的反応行動様式であるとするならば、先の〈偽因性原始反応〉による緊張病性興奮や緊張病性昏迷が生命危急的事態からの脱出を目的としていたように、そこになんらかの目的があるはずです。この点について述べますと、「対象化性質の脱落態」である離人症は迫りくる顕在発症の予兆、その恐怖に対して、譬えるならば'目を曇らせる'働きがあるのではなかろうか、また「対象化性質の幻性態」である体感異常は迫りくる顕在発症の予兆から奇異な体感へと'目を転じる'ことによって恐怖を減じようとしているのではないかと思われます。また、内因性若年-無力性不全症候群を構成するいま1つの症状である思考障害、これはこれまで説明してきませんでしたが、私どもが原典をつぶさに検討したところ、それは初期統合失調

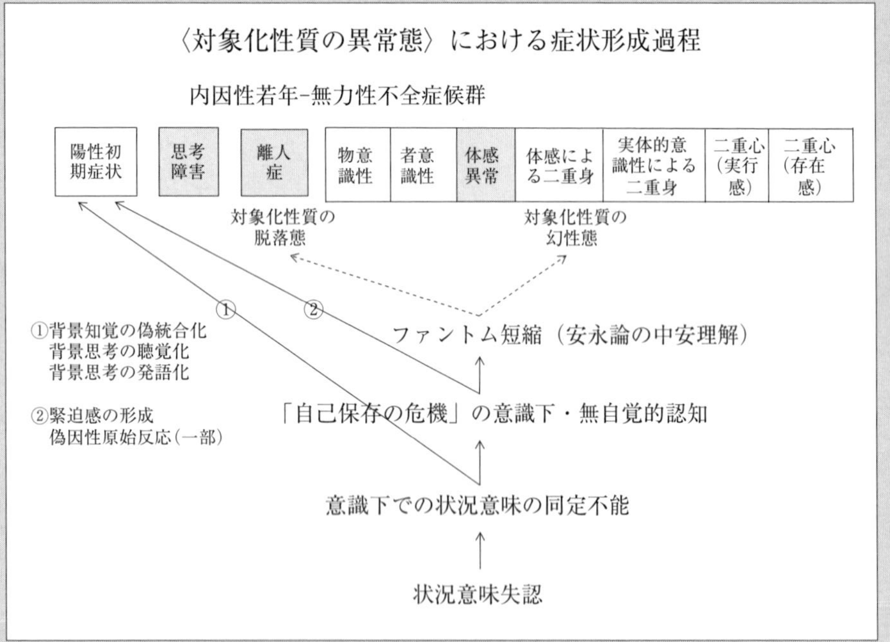

〈対象化性質の異常状態〉における症状形成過程

内因性若年-無力性不全症候群

| 陽性初期症状 | 思考障害 | 離人症 | 物意識性 | 有意識性 | 体感異常 | 体感による二重身 | 実体的意識性による二重身 | 二重心(実行感) | 二重心(存在感) |

対象化性質の脱落態 ↗ ↘ 対象化性質の幻性態

① 背景知覚の偽統合化
  背景思考の聴覚化
  背景思考の発話化

② 緊迫感の形成
  偽因性原始反応(一部)

ファントム短縮(安永論の中安理解)

「自己保存の危機」の意識下・無自覚的認知

意識下での状況意味の同定不能

状況意味失認

スライド65

症症状に含まれる即時理解・即時判断の障害、即時記憶の障害であり、また思路構成の障害であって、それらはいまのところ状況意味失認-内因反応仮説で説明できてはおりませんが、それらは'頭をぼんやりさせる'ことによって顕在発症の予兆、その恐怖をvividに感じさせないようにしたものではなかろうかと思われます。'目を曇らせる'、'目を転じる'、'頭をぼんやりさせる'、これらは総じて統合失調症の顕在発症の予兆、その恐怖に対する'眩まし'という効果を、個々の主体の意志ではなく、また自覚もされておりませんが、狙ったものと思います。これが生得的反応行動様式であるファントム短縮の、統合失調症における目的と私は考えます。

関連自著文献

中安信夫：離人症の症候学的位置づけについての一試論——二重身、異常感、実体的意識性との関連性. 精神科治療学 4:1393-1404, 1989.

中安信夫：ファントム理論に対する疑義. 臨床精神病理 12:7-18, 1991. (中安信夫：増補改訂 分裂病症候学——記述現象学的記載から神経心理学的理解へ. 星和書店, 東京, 2001 に所収)

中安信夫：内因性若年-無力性不全症候群についての一考察——初期分裂病スペクトラムの一症状群として. 村上靖彦編：分裂病の精神病理と治療 6 分裂病症状をめぐって. p.259-284, 星和書店, 東京, 1994. (中安信夫：増補改訂 分裂病症候学——記述現象学的記載から神経心理学的理解へ. 星和書店, 東京, 2001 に所収)

中安信夫, 関由賀子：自己危急反応の症状スペクトラム——運動暴発, 擬死反射, 転換症, 解離症, 離人症の統合的理解. 精神科治療学 10:143-148, 1995.

中安信夫：解離症の症候学——精神危急時における〈葛藤主体の隠蔽〉の諸相. 中谷陽二編：精神医学レビュー 22 解離性障害. p.22-31, ライフ・サイエンス, 東京, 1997. (中安信夫：増補改訂 分裂病症候学——

記述現象学的記載から神経心理学的理解へ．星和書店，東京，2001 に所収)
中安信夫：方法としての記述現象学—〈仮説—検証的記述〉について．臨床精神医学 28:19-29,1999.
中安信夫，針間博彦：内因性若年-無力性不全症候群—原典紹介とその批判的検討．中安信夫編：稀で特異な精神症状群ないし状態像．p.205-224.星和書店，東京，2004.（中安信夫：続 統合失調症症候学—精神症候学の復権を求めて．星和書店，東京，2010 に所収)
中安信夫：第4章 対象化の障害という視点—症候は時には穿って診るものである．中安信夫：体験を聴く・症候を読む・病態を解く—精神症候学の方法についての覚書．p.101-121, 星和書店,東京，2008.

スライド66

4
統合失調症の症状形成過程：
〈統合失調症症状系統樹〉の到達点

スライド66

　最後に、4の「統合失調症の症状形成過程：〈統合失調症症状系統樹〉の到達点」をお示しします。

　スライド66は、これまで6種の症状形成機序ごとに個々にお話ししてきました統合失調症の症状形成過程を1枚の図にまとめたもので、私が〈統合失調症症状系統樹〉と呼んでいるものです。私がこうした〈統合失調症症状系統樹〉を描き始めたのは1988年のことでして、それを第1次案としますと、それ以後、枝葉が次第に増えていって、いまお見せしている第6次案でほぼ完成の域に達したと思っています、ないしそうありたいと願っております。2004年に出しました第5次案以来9年ぶりの改訂となりますが、それとの主要な違いは、第1には、最上段に記載してある症状形成機序に新たに〈背景思考の発語化〉を付け加えたこと、第2には、〈背景思考の聴覚化〉の自生思考に続く箇所、これまで「幻声、自我障害など4段階／15種の症状」と略して記していたところをこのスライド66では略さずに個々の症状名とその進展具合を書き込んだこと（今回付け加えた〈背景思考の発語化〉に関しても同様に個々の症

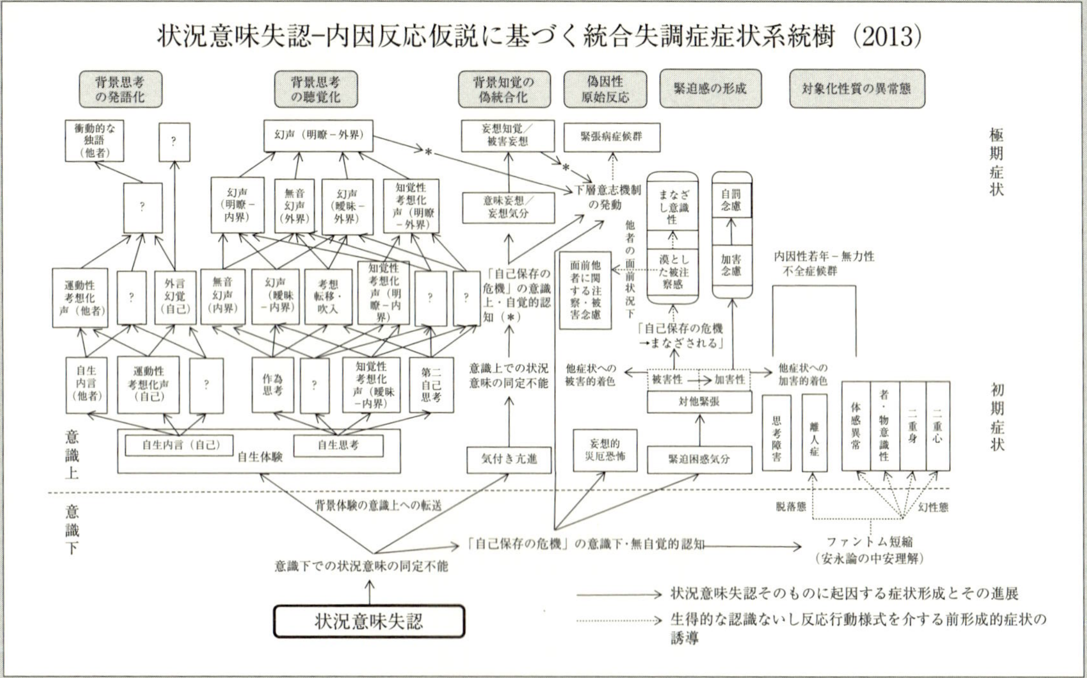

スライド66

状名を書き込みました)、第3には、〈緊迫感の生成〉では「『自己保存の危機→まなざされる』」という生得的な認識、〈偽因性原始反応〉では「下層意志機制の発動」という生得的反応行動様式を書き込み、以前よりも書き込んでいた〈対象化性質の異常態〉での「ファントム短縮（安永論の中安理解）」とともに、それら3種を「生得的な認識ないし反応行動様式」と明確に位置づけ、それら以降の症状を「生得的な認識ないし反応行動様式を介する前形成的症状の誘導」として点線で示したことです（それ以外の症状は「状況意味失認そのものに起因する症状形成とその進展」として実線で示しています）。

以上、私がこの30年近くにわたって追究してまいりました統合失調症の病態心理としての状況意味失認−内因反応仮説をお話ししました。統合失調症の症状形成機序を細部にわたって縷々お話ししてきましたが、状況意味失認−内因反応仮説の「内因反応」とは、内因たる意識下・自動的認知機構における状況意味認知の失調、すなわち状況意味失認に対して、健常な上位脳機構が譬えれば'それと知らずして'正当にも応答ないし反応したものであって、それは症状形成機序という点からは極めて重要な役割を果たしてはおりますが、それ自体は決して病的なものではない、と言うよりもまったく正常なものなのです。病的なものはあくまでも「状況意味失認」であって、それが統合失調症における唯一の、少なくともいわゆる陽性症状ないし産出性症状の形成因としては唯一の障害なのです。

　ご存知の方もおられるかもしれませんが、私は精神科入局当初は統合失調症の病態生理の追究を目指して生物学的精神医学の研究に従事しようとしておりました。が、ある時点で病態生理追究のための仮説、それも臨床から出された仮説の乏しさに気付いて、'急がば回れ'と、自らを賭けるに値する仮説を求めて臨床にと、あるいは精神病理学へと転向した者です。本講演の最初に、統合失調症の病態生理の追究は精神病理学から得られた病態心理仮説に基づいて行うべき旨をお話ししましたが、私としましては結論として得られました、統合失調症における唯一の障害と考えられる、この状況意味失認という病態心理に到達して、ようようにして病態生理追究の方向性が見えてきたという思いがしています。それはまずは意識下・自動的認知機

構は脳内のどこに局在しているのかという設問に答えを見出すことから始まりますが、これを考えるにあたっては、意識下・自動的認知機構への情報入力はその状況意味認知を問われるほどに数次の段階的情報処理をへて高度に精緻化されたもののはずであり、併せて状況意味の認知は多感覚性の複合感覚であることがヒントになるのではないかと思っています。いずれにしろ、その脳局在が明らかになれば、用語のみを先行させてきた状況意味失認という神経心理学的概念にその実体が与えられ、統合失調症に対する病態追究を精神病理学のレベルから生物学的精神医学のレベルへと移すことが可能になると考えます。'虎穴に入らずんば虎子を得ず'の思いで、私はこの30年近くを精神病理学という穴の中で過ごしてまいりましたが、今やっと状況意味失認という虎子を得て、穴から抜け出す時期が来たかなと考えております。

　ご清聴ありがとうございました。

中安信夫（なかやす　のぶお）

1949 年　山口県宇部市に生まれる
1975 年　東京大学医学部医学科卒業、精神医学教室に入局
1984 年　群馬大学医学部神経精神医学教室・講師
1988 年　東京都精神医学総合研究所社会精神医学研究部門・副参事研究員
1991 年　東京大学大学院医学系研究科精神医学分野・准教授
2010 年　医療法人原会原病院・顧問、現在に至る
専攻：臨床精神医学、精神病理学
著書：中安信夫『初期分裂病』（星和書店，1990）
　　　中安信夫『分裂病症候学―記述現象学的記載から神経心理学的理解へ』（星和書店，1991）
　　　中安信夫，神庭重信『対談：初期分裂病を語る』（星和書店，1991）
　　　中安信夫『初期分裂病／補稿』（星和書店，1996）
　　　中安信夫『宮崎勤精神鑑定書別冊　中安信夫鑑定人の意見』（星和書店，2001）
　　　中安信夫『増補改訂 分裂病症候学―記述現象学的記載から神経心理学的理解へ』（星和書店，2001）
　　　中安信夫編『精神科臨床のための必読 100 文献』（星和書店，2003）
　　　中安信夫編『稀で特異な精神症候群ないし状態像』（星和書店，2004）
　　　中安信夫，村上靖彦編『初期分裂病―分裂病の顕在発症予防をめざして（思春期青年期ケース研究 10）』（岩崎学術出版社，2004）
　　　村上靖彦，永田俊彦，市橋秀夫，中安信夫『座談 精神科臨床の考え方―危機を乗り越えるべく』（メディカルレビュー社，2005）
　　　中安信夫『精神科臨床を始める人のために―精神科臨床診断の方法』（星和書店，2007）
　　　中安信夫『体験を聴く・症候を読む・病態を解く―精神症候学の方法についての覚書』（星和書店，2008）
　　　中安信夫『続 統合失調症症候学―精神症候学の復権を求めて』（星和書店，2010）
　　　針間博彦，中安信夫監訳『フィッシュ臨床精神病理学―精神医学における症状と徴候（第 3 版）』（星和書店，2010）
　　　中安信夫編『統合失調症とその関連病態 ベッドサイド・プラクティス』（星和書店，2012）

統合失調症の病態心理
要説:状況意味失認-内因反応仮説

2013年5月23日　初版第1刷発行

著　　者　中安信夫
発行者　石澤雄司
発行所　㈱星和書店
　　　　〒168-0074　東京都杉並区上高井戸1-2-5
　　　　電話　03（3329）0031（営業部）／03（3329）0033（編集部）
　　　　FAX　03（5374）7186（営業部）／03（5374）7185（編集部）
　　　　http://www.seiwa-pb.co.jp

Ⓒ 2013　星和書店　　Printed in Japan　　ISBN978-4-7911-0844-2

・本書に掲載する著作物の複製権・翻訳権・上映権・譲渡権・公衆送信権（送信可能化権を含む）は㈱星和書店が保有します。
・JCOPY 〈(社)出版者著作権管理機構 委託出版物〉
　本書の無断複写は著作権法上での例外を除き禁じられています。複写される場合は，そのつど事前に(社)出版者著作権管理機構（電話 03-3513-6969,
　FAX 03-3513-6979，e-mail：info@jcopy.or.jp）の許諾を得てください。

体験を聴く・症候を読む・病態を解く

精神症候学の方法についての覚書

[著]
中安信夫

四六判　208頁　本体価格2,600円

統合失調症の具体的な心的体験を取り上げ、そこから精神症候を読み取り、さらには病態心理を読み解くために著者が編み出してきた独自の精神症候学的方法を述べる。

精神科臨床を始める人のために

精神科臨床診断の方法

[著]
中安信夫

四六判　80頁　本体価格1,900円

精神科臨床に長年携わってきた著者が、若手医師、研修医、医学生に向けて、精神科臨床における診立ての方法、プロセスを詳細に解説。初診での基礎情報の集め方、状態像の特定法や記載例など豊富な内容が満載。

発行：星和書店　　http://www.seiwa-pb.co.jp　　価格は本体（税別）です

統合失調症とその関連病態
ベッドサイド・プラクティス

[編集]
中安信夫

[著]
中安信夫　関 由賀子　神尾 聡　広沢正孝　本田秀夫
吉岡眞吾　針間博彦　船山道隆　堀 孝文 (執筆順)

B5判　304頁　本体価格 6,800円

症例を挙げながら、診療の局面局面で主治医として考えたこと、行ったことを具体的に記し、診療の実際を生き生きと伝える臨床実践書。

対談　初期分裂病を語る

[編著]
中安信夫

四六判　112頁　本体価格 1,650円

分裂病の早期発見・早期治療を研究テーマとし、「初期分裂病」という臨床単位を提唱する著者が、「普段着」の装いで、さらにわかりやすく「初期分裂病」について語る。

発行：星和書店　http://www.seiwa-pb.co.jp　価格は本体(税別)です

増補改訂 分裂病症候学
記述現象学的記載から神経心理学的理解へ

［著］
中安信夫

A5判　上製函入　876頁　本体価格 13,000円

完売となった旧版に大幅増補。初期分裂病論、宮﨑勤精神鑑定書をのぞく大半を収録した論文集。臨床実践をもとに分裂病症候をつまびらかにしようとする筆者の「症候学」の観点から、精神医学を問い直す。

続　統合失調症症候学
精神症候学の復権を求めて

［著］
中安信夫

A5判　上製函入　652頁　本体価格 9,800円

『増補改訂　分裂病症候学』の続編。現今のマニュアル精神医学を危惧し、精神症候学の復権を求めて奮闘したこの10年の成果が一冊に！ 症候学に基づく精神科臨床の真髄！

発行：星和書店　http://www.seiwa-pb.co.jp　価格は本体(税別)です